健康的人生

JIANKANG DE RENSHENG

魏良忠 编著

第二军医大学出版社
Second Military Medical University Press

内 容 简 介

全书共分为六个章节,内容涉及人寿命极限、个人预期寿命及影响因素和延长寿命的方法等;日常卫生生活常识、合理饮食及注意事项等;保健养生方面有关的如气候、季节、环境、起居、伴侣、饮食、茶水、果菜、运动、睡眠、心理、情绪、色彩、娱乐等内容和部分常见病防治与自测;食疗与简易诊疗以及单方验方及常用中成药。

本书旨在帮助人们多了解一些预防、保健方面的知识,使机体、心理都得到健康调适,适合各个年龄段的人(特别是中老年人)阅读。

图书在版编目(CIP)数据

健康的人生/魏良忠编著. —上海:第二军医大学出版社,2013.2

ISBN 978 - 7 - 5481 - 0535 - 0

Ⅰ. ①健… Ⅱ. ①魏… Ⅲ. ①保健－基本知识 Ⅳ. ①R161

中国版本图书馆 CIP 数据核字(2012)第 259074 号

出 版 人　陆小新

责任编辑　画　恒　高　标

健康的人生

魏良忠　编著

第二军医大学出版社出版发行

http://www.smmup.cn

上海市翔殷路 800 号　邮政编码:200433

发行科电话/传真:021-65493093

全国各地新华书店经销

上海华教印务有限公司印刷

开本:850×1168　1/32　印张:7.125　字数:160 千字

2013 年 2 月第 1 版　2013 年 2 月第 1 次印刷

ISBN 978 - 7 - 5481 - 0535 - 0/R · 1320

定价:18.00 元

作者简介 // ZUOZHEJIANJIE

魏良忠 主任医师,安徽寿县人。1949年生,1960—1969年为生产队农民、卫生员。1970—1975年为生产大队赤脚医生,人民公社卫生院长。1975—1978年,为安徽医学院学员,其中1976—1978年兼任安徽医学院党委副书记、副校长。1979—2010年,历任人民公社卫生院医师,人民公社党委副书记,区卫生院主治医师、副院长,镇中 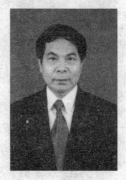 心卫生院副主任医师、副院长主任医师、为世界传统医学会会员、国际保健养生协会特邀专家。先后受到过国家和县政府以上记功、嘉奖、通报表彰100余次。如人民的好医生、李月华式好医生、农民心中的白求恩、农民爱戴的好医生等。曾作为农村医生代表在参加全国卫生工作会议时,受到党和国家领导人的接见。

在精神文明建设中,连续被评为寿县一至四届精神文明十佳人物,寿县首届十佳道德模范,六安地区第二届精神文明十佳人物;曾被评为六安地区十佳健康卫士,六安地区建国五十周年八大风流人物,六安市首届十佳文明职工,六安市首届十佳道德模

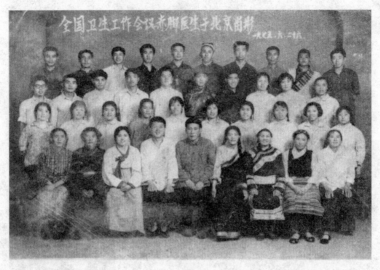

1975年6月全国卫生工作会议中赤脚医生代表合影(第三排,左起第三)

范,安徽省卫生系统先进工作者、优秀工作者,安徽省劳动模范;曾获安徽省首届道德模范提名奖;2012年9月"中国好人"候选人;1975年和1999年两次评为全国卫生系统先进工作者。1974年4月至2009年7月,新华社、中国新闻、人民日报、解放军报、文汇报、健康报、安徽日报、安徽工人报、新安晚报、皖西日报、中央人民广播电台、安徽人民广播电台、中央电视台、安徽电视台、六安电视台等多家新闻媒体70余次报道过个人事迹。

前 言

PREFACE

　　随着科学技术发展,经济、生活水平的提高,人们越来越重视健康问题。本人从事医疗工作40余年,本想将自己临床实践体会以专著的形式写出来,但现因体弱多病,我改变了主意。我认识到,身体才是人生一切理想和希望的本钱,写一本普通人看得懂的健康手册也许更有意义。我从11岁始务农,历任卫生员、赤脚医生至外科主任医师。几十年如一日地忘我工作,从不曾注意过自己的身体。大约是积劳成疾,到了中年疾病就纷至沓来。我离不开工作几十年的诊室和手术台,经常带病咬牙坚

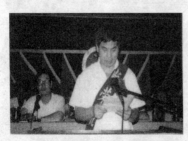

参加巡回报告团(1996年)

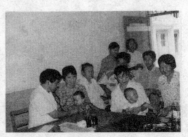

安徽电视台:共和国同龄人(1999年9月)

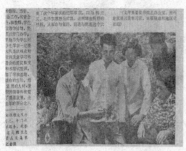

俺村的李月华——记赤脚医生魏良忠(摘自1974年6月23日人民日报、解放军报,左一为作者,田文喜报道)

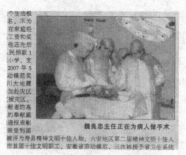

魏良忠主任正在为病人做手术

(摘自2008年12月22日安徽工人报,左二为作者)

持工作,我没有感到遗憾和后悔。古语曰:"春蚕到死丝方尽,蜡炬成灰泪始干。"为了吸取教训,总结经验,以告后人,现趁着自己剩余的有限生命时间,根据自己临床实践和亲身体会及参考有关资料撰写了本书,内容涉及人生、寿命、生活、卫生、预防、保健、养生及部分单方、验方和常用中成药等简单而粗浅的知识,供人们在日常生活中参考。希望后人在工作与学习的同时注意养好自己身体。只有健康的身体,才能更好地工作和学习,人生快乐且长寿。

限于自己的水平,书中难免有疏漏和不妥,敬请读者指正。

2012年9月

C目 录
CONTENTS

第一章 人生篇

一、人类的寿命

地球上所有的生物,都有自己的寿命极限。据《世界吉尼斯纪录大全》记载,海龟的寿命最长可达150～170年,而蜉蝣成虫只能活几小时。至于人类到底能活多少岁,这当然是人们一直所关注的大事。从古至今许多专家学者为揭开这一神秘面纱一直在不懈地探索。这也是目前世界上科学研究人类自身征程的重大课题。现就我国传说和有记载及现健在的人的最高寿命叙述如下。

(一) 古代

1) 传说历史上最高寿星是彭祖。彭祖,姓卅名铿,系黄帝之第八代孙。父亲是吴回的长子陆终,母亲是鬼方首领之妹女嬇。因擅长烹饪野鸡汤,受帝尧

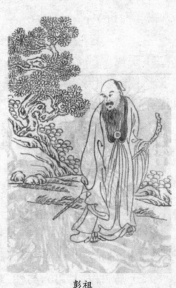

彭祖

的赏识。后受封于大彭,是为大彭氏国(今江苏徐州),又称彭铿。传说中彭祖自尧帝起,历夏、商、周朝。商代时为守藏史,官拜贤大夫;周代时担任柱下史。其后代子孙以国为姓,故姓彭(也有说法:根据古时彭山一带大彭氏国实行的"小花甲"计岁法,即 60 天为 1 年。按 360 天计算推断实际寿命当为 148 岁)。

2)传说太极宗师张三丰仙长阳寿有 150 多岁。

3)在清朝乾隆帝时期有位寿星活了 140 多岁,乾隆帝亲去贺寿,并做对联"花甲重逢外加三七岁月,古稀双庆内多一个春秋"。可见当时这位寿星已经有 141 岁了。

4)据传说民国初年的李清云出生于 1677 年,死于 1933 年,在世 256 岁。李清云是清末民国初年的中医中药学者,也是世界上著名的长寿老人。在他 100 岁时(1777 年)曾因在中医中药方面的杰出成就,而获政府的特别奖励,在 200 岁的时候仍常去学府讲学。

(二)现代

中国老年学会于 2008 年 7 月启动的首届中国十大寿星排行榜活动。从各地推荐 272 名百岁老人中,按出生时间先后,从最高排序产生了截至 9 月 15 日,评选出健在的 2008 年中国十大寿星。121 岁的萨迪克·萨伍提等十位寿星获得"首届中国十大寿星"荣誉。十大寿星平均年龄为 117.1 岁。

 十大寿星排序

1)萨迪克·萨伍提(新疆),男性,维吾尔族,121 岁。

2)马腾俊(甘肃),男性,东乡族,119 岁。

3）努日·喀日（新疆），男性，维吾尔族，119 岁。

4）买买提·米满（新疆），男性，维吾尔族，118 岁。

5）买合甫·孜汗（新疆），女性，维吾尔族，118 岁。

6）郭方姬（海南），女性，汉族，117 岁。

7）热买提·依马木（新疆），男性，维吾尔族，116 岁。

8）王张氏（河南），女性，汉族，116 岁。

9）图如普·艾麦提（新疆），男性，维吾尔族，116 岁。

10）田龙玉（湖南），女性，土家族，115 岁。

（三）目前人类平均寿命

世界卫生组织统计目前人类各国平均寿命，男性最长为 81 岁，女性最长为 86 岁。而自有记载史以来，法国的珍妮·路易丝·卡门活了 122 岁，于 1997 年去世。2009 年 9 月 11 日，美国人格特鲁德·贝恩斯老人离开了人世，享年 115 岁。人类寿命到底能多长？虽然科学家们的考证方法不一，但基本上有个共同的结论：很难达到 130 岁。

二、人类寿命的计算方法

（一）五种方法计算人类的寿命

第一种是细胞衰退学说。认为人体细胞到 30 岁达到完全成熟，此后就开始走下坡路。所有器官逐渐衰退，每一年下降 1％，100 年的时间完全衰退。再加上之前的 30 年，人类寿命最长为 130 岁。

第二种是细胞更换学说。对所有动物来说，用细胞分裂次数乘以分裂周期得出的就是自然寿限。人一生中细胞一共要分

裂 50 次左右,每次分裂周期平均为 2.4 年,因此寿命应为 120
岁左右。

第三种是性成熟周期学说。人类在 14 岁左右达到性成熟,
性成熟期的 8～10 倍即为人的寿命极限,即 112～140 岁。

第四种是变异系数学说。人的生命周期时间是 15.15 的倍
数,例如,人的第一个生命周期是诞生时期,第二个时期是正常
妊娠天数 266 天的 15.15 倍,即约 11 年;用 11 再乘以 15.15,为
167 岁,就是人类的寿命极限。

第五种是人类生长期学说。人的寿命为生长期的 5～7 倍,
人的生长期为 20～25 年,预计寿命可达 100～175 年。

(二) 人类平均寿命的变化

自从地球上有了人类。人类的平均寿命逐渐增加,只是在
早期没有或少有记载。

(1) 欧洲部分人口不同时期平均寿命　青铜器时代(公元
前 4000 年)18 岁,古罗马时代(公元前 2000 年)29 岁,文艺复兴
时代(14～15 世纪)35 岁,18 世纪 36 岁,19 世纪(公元 1850 前
后)40～42 岁,1900—1925 年 49～50 岁,1935—1945 年 65.6
岁,1952—1973 年 68.2 岁,1975—1990 年 72.4 岁。

(2) 中国人均寿命　据考古学家研究,20 万年前的北京猿
人平均寿命 16 岁左右。在奴隶社会,人类平均寿命约 25 岁。
在封建社会,人均寿命约 35 岁。以北京为例,1950 年为 52.1
岁,1982 年人口普查时为 67.8 岁。2000 年人口普查资料显示,
中国人口平均预期寿命是 71.4 岁。2009 年,中国的平均预期
寿命是 73.05 岁(其中男性为 71.3 岁,女性为 74.8 岁)。自从
地球上有了人类,人类的平均寿命逐渐增加,只是在早期没有或

少有记载。现在全世界平均寿命为63.59岁,中国人均寿命74岁多,美国77岁,日本81.5岁。但随着基因工程、生物工程的突破,人类平均寿命今后有望每过10年增加1.1岁。美国科研机构预测:到2080年,美国人均寿命将达97岁,其中女性100岁,男性94岁。21世纪将是一个长寿的世纪,人人都有望活到100岁。

(3) 世界卫生组织新定义 65岁以前:青年老年人;65~74岁:中年老人;75~90岁:正式老年人。

可见:

> 人生八十第二春,九十刚才近黄昏,
>
> 百岁之人不算奇,超越百年梦成真。

(三) 家族、固定、区域人群的平均寿命

如何估算某个瞬间人的平均寿命? 这的确是个较困难的事。因为不断有人出生,有人死亡,活着的还能活多久? 都难以估算。下面几种计算方法供参考。

1. 对固定人群平均寿命的计算

即将这固定人群的所有人的寿命总和除以这批人总人数,即可得出这批人的平均寿命。

例:某姓家族自一对夫妻开始繁衍,从1908年到2008年,100年间全部死亡人数(包括嫁出的姑娘,不包括娶进的外姓媳妇)为100人,这些亡人的寿命总和为5 873岁。则可得出该某姓家族100年来的家族平均寿命(S):

$$S = 5\,873 \div 100 = 58.73(岁)$$

时间跨度越大,计算出的数字越准确。

2. 固定时间段出生的人群平均寿命的计算

即将这固定时间段里出生的所有人的最终寿命加在一起,

除以全体人数,就得出这期间人的平均寿命。

例:某村在 1920 到 1935 年期间共出生 107 人。这些人在 2007 年前全部死亡(必须是本村人,不论死于本村或外地)。这些亡人的寿命总和为 6 532 岁。则某村在这些年间的人均寿命为:

$$S = 6\ 532 \div 107 = 61.05(岁)$$

3. 对某特定人群当前预期寿命的估算

通常所说的人的预期平均寿命应该是针对活人而言的。为此也可用如下一种方法估算。

1) 要有一个有足够大的区域。只有这样它才有足够的人口基数。

2) 这个区域当年没有大规模的战争死亡人口和因自然灾害造成的死亡人口(这两项死亡人口总和不要超过总人口的千分之一,因为每千分之一大约影响人口平均寿命 0.05 ～ 0.1 岁)。

3) 这个区域每年出生的人口总数是基本相等的,也就是这个区域的各个年龄段的人数是基本相等的。

4) 设这个区域上年末人口总数为 A,人均年龄为 Y,当年死亡人口数为 R,当年出生当年死亡的人口数为 r。

$$S = A \div (R - r) + Y = (岁)$$

其中:S 为这个区域上年度人口的平均寿命,即用上年人口现有平均年龄加上上年人口比当年死亡人数得出的商;(R−r) 表示上年人口在当年实际死亡人数。

例:C 国 2007 年末总人口为 13 亿人,平均年龄为 35.10 岁,2008 年共死亡 37 562 489 人,其中新生儿当年死亡人数为 517 896 人。

$$S = 1\,300\,000\,000 \div (37\,562\,489 - 517\,896) + 35.10$$
$$= 70.19(岁)。$$

估算人的平均寿命,是反映社会进步的一种方法。总的来说,人的寿命越来越长了,表明人的幸福指数越来越高,生活质量越来越好。热爱生活和珍惜生命,是人类的进步。

(四) 个人预期寿命的计算方法

1. 寿命计算器

按中国人的平均寿命为 74 岁计算,以此为基数,回答下列问题,进行加减,最后就可得出您可能的寿命。

⊙ 如果您是男性,减 3 岁,女性加 1 岁。

⊙ 居住在 100 万人以上的城市市区,减 2 岁;居住在人口少于 1 万人的小镇或农村,加 2 岁。

⊙ 祖父母或外祖父母中有 1 位活到 85 岁,加 2 岁;4 位祖辈都活到 80 岁,加 6 岁。

⊙ 父母有 1 人在 50 岁以前死于中风或心脏病,减 4 岁;父母、兄弟、姐妹中任何一位 50 岁前得癌症或心脏病,或自幼就有糖尿病,减 3 岁。

⊙ 如果您是一位富翁,减 2 岁。

⊙ 如果您大学毕业,加 1 岁;65 岁仍在工作,加 3 岁。

⊙ 如果您有配偶并住在一起,加 5 岁;如果没有,从 25 岁起每独居 10 年,减 1 岁。

⊙ 如果您常伏案工作,减 3 岁;如果您常从事体力劳动,加 3 岁。

⊙ 如果您每星期进行球类、游泳、跑步等运动 5 次,加 4 岁;每星期 2 次,加 2 岁。

⊙ 如果您每晚睡眠超过 10 小时或少于 5 小时,减 4 岁。

⊙ 经常紧张、易怒、烦躁,减 3 岁;感到生活轻松,工作应付自如,加 3 岁。

⊙ 如果您常常感到快乐,加 1 岁;经常感到不快,减 2 岁。

⊙ 如果您因精神受到过较大打击,减 1 岁。

⊙ 如果您抽烟,每天 2 包,减 8 岁;每天 1~2 包,减 6 岁;1 包以下,减 3 岁。

⊙ 如果您每天喝白酒 150 ml 以上,减 1 岁。

⊙ 体重超过标准 5 kg,减 2 岁;超过标准 15 kg 以上,减 4 岁;超过标准 25 kg,减 8 岁。

⊙ 如果经常测血压,并保持正常血压,加 6~8 岁。

⊙ 如果您已 40 多岁,每年体检 1 次,加 2 岁;40 岁以上女性,每年看妇科 3~5 次,加 2 岁。

⊙ 如果您今年 30~40 岁,加 3 岁;40~50 岁,加 5 岁;超过 70 岁,加 6 岁。

2. 长寿测验题

美国坦普尔大学神经学系教授黛安娜·伍得拉夫博士推出了一套长寿测验题,就像计算器一样,能让大多数人算出自己可以活多久。

在这套试题中,首先要根据自己目前的年龄算出自己的基础寿命。如果你现在的年龄为 20~29 岁,男性基础寿命为 73 岁,女性为 79 岁;年龄为 30~39 岁,男性为 74 岁,女性为 80 岁;年龄在 40~49 岁之间,男性为 75 岁,女性为 81 岁;年龄为 50~59 岁,男性为 77 岁,女性为 81 岁;年龄为 60~69 岁,男性为 79 岁,女性为 83 岁;年龄在 70 岁以上,男性为 85 岁,女性为 89 岁。计算好基础寿命后,你就可以回答以下问题了,每道题都会帮你在基础寿命上加几岁或减几岁,最后得出的就是你的最终寿命。

⊙ 祖父祖母:祖父祖母活到80岁以上,每有一人加1岁;70岁以上,每有一人加0.5岁。

⊙ 父亲母亲:母亲活到80岁,加4岁;父亲活到80岁,加2岁。

⊙ 亲属疾病:祖父母、父母、兄弟、姐妹中有人在50岁以前死于心脏病,每有一人减3岁;有人在60岁以前死于该病,每有一人减2岁;有人在60岁前死于糖尿病或消化性溃疡,减3岁;有人在60岁前死于胃癌,减2岁。对于女性来说,如果有女性近亲在60岁前死于乳腺癌,减2岁。有近亲在60岁前死于自杀或其他疾病,减1岁。

⊙ 孩子:对于女性,如果不能生育、不打算要孩子,或是在40岁后仍没有孩子,减0.5岁;生孩子超过7个,减1岁。

⊙ 母亲的生育年龄:母亲在生育你的时候超过35岁或小于18岁,减1岁;如果你是家中的长子或长女,加1岁。

⊙ 智力:如果你的智力超过一般人,加2岁。

⊙ 体重:在你的一生中,有任何时候BMI指数[体重(kg)/身高^2(m^2)]大于24.9,也就是超重或肥胖,或是你的体重比18岁时重了10 kg以上,减2岁。

⊙ 饮食:喜欢吃蔬菜、水果及天然食物,不爱吃高脂肪、高糖食物,而且吃饱后就不再吃,加1岁。

⊙ 抽烟:一天抽烟超过2包(40支),减12岁;一天抽1~2包,减7岁;一天抽烟不超过20支,减2岁。

⊙ 饮酒:每天喝少量啤酒或低度白酒,加3岁;有时喝而不是天天喝,加1.5岁;大量喝酒减8岁。不喝酒跳过此题。

⊙ 睡眠：一夜睡眠超过 10 小时或不足 5 小时，减 2 岁；每天睡眠 6～8 小时，并且可以很快入睡，不用减分。

⊙ 锻炼：每周慢跑、骑自行车、游泳、跳舞、健步走等 3 次以上，都可以加 3 岁，但只在周末运动不加分。

⊙ 性生活（不包括老年人）：每周 1～2 次性生活，加 2 岁。

⊙ 体检：每年都体检，女性做过乳腺和宫颈涂片检查，男性做过结肠镜检查，加 2 岁。

⊙ 慢性病：有慢性支气管炎、心脏病、糖尿病、高血压、消化道溃疡或经常生小病，减 5 岁。

⊙ 教育：受过 4 年或以上的大学教育，加 3 岁；受过 3 年大学教育，加 2 岁；受过高中教育加 1 岁；文化度在小学或以下，减 2 岁。

⊙ 职业：专业研究人员加 1 岁半；从事商业、技术工作或务农者加 1 岁；技术工人不增不减；从事重体力劳动减 4 岁。

⊙ 60 岁还坚守在工作岗位上加 2 岁，超过 65 岁没退休加 3 岁。

⊙ 住地：在城市度过大半生减 1 岁，在城郊乡镇度过大半生加 1 岁。

⊙ 婚姻：已婚并且和伴侣生活在一起，加 1 岁；离婚并独居的男性，减 9 岁；妻子去世减 7 岁；男性离婚、丧偶，但是和家人或伴侣住在一起，在上面基础上少减一半分值；离婚并独居的女性减 4 岁；丈夫去世减 3.5 岁；女性离婚、丧偶，但是和家人或伴侣住在一起，减 2 岁。

⊙ 未婚：超过 25 岁的未婚女性减 1 岁，并且年龄每增加 10 岁，多减 1 岁；超过 25 岁的未婚男性，减 2 岁，并且年龄每增加 10 岁，就要多减去 2 岁。

⊙ 变迁：一生中改变过自己的专业、住房、丈夫、妻子一次以上，减 2 岁。

⊙ 朋友：有分担你所有烦恼的一两个朋友，加 1 岁。

⊙ 乐观程度：平静、理智、容易相处、觉得生活的美好大于阴暗面的人，可视乐观程度为自己加 1～3 岁；较为固执的人，减 2 岁。

⊙ 风险承受力：喜欢冒险，比如开快车，减 2 岁；循规蹈矩，每次都系安全带，并且按规定时速驾驶，加 1 岁。

⊙ 情绪低落：有超过 1 年的时间情绪低落甚至抑郁，视情况减 1～3 岁。

⊙ 积极程度：绝大部分时间觉得自己快乐且满足，加 2 岁。

注 通过一份问卷来精确计算每个人的寿命目前还不太现实，但我们可以把它看作一份健康生活的拷问。

3. **外貌年龄计算及注意事项**

外貌是人的第一印象。有的人从外貌上看比实际年龄要小，有的人从外貌上看比实际年龄要大。美国 MSN 网载推出"外貌年龄计算器"，如果计算出来的年纪大于你的实际年龄，就说明你从面相上看是个"显老"的人；计算出来的年纪小于你的实际年龄，就说明你从面相上看是个"显年轻"的人。

⊙ 毛孔粗大：加 3 岁。晒太阳过多或毛孔阻塞都会使毛孔显得粗大。建议使用维甲酸和水杨酸产品清洁皮肤；外出涂抹防晒霜，以防皮肤晒伤而变得松弛、粗糙。

⊙ 面胸部色素斑：加 10 岁。有些 20 岁刚出头的人面部或胸口也出现色素斑。建议用维甲酸或对苯二酚（黑色素抑制剂）可以减轻色素沉着。外出活动时戴遮阳帽或少穿大开领的上衣,防晒霜也应及时补抹。

⊙ 指甲厚黄:加 5 岁。厚而黄的指甲显得人老。维生素及湿度缺乏和垃圾食品都会导致指甲未老先衰。指甲油能暂时掩盖与疾病和衰老有关的黄指甲。注意饮食调节和补充维生素类药。

⊙ 牙龈萎缩:加 10 岁。有人 30 多岁就出现牙龈萎缩,让人显老。保持牙龈健康,关键在于防止细菌感染,使用专业口腔除菌清洁产品。每日叩牙 2 次,每次 3～5 分钟。

⊙ 手背静脉暴露:加 7 岁。手背静脉血管凸出是组织丧失(骨质丧失、肌肉萎缩及脂肪丢失)的结果。如球类运动有助增强手部肌肉力量,防止肌肉萎缩。还应摄入足量钙和维生素 A。

⊙ 头发茂密:减 3 岁。人体头发越浓,就越发显得年轻。富含叶酸和铁的饮食有助于给头发提供足够的营养。

⊙ 睫毛浓密:减 3 岁。眼睫毛浓密显年轻的道理与头发一样。让睫毛浓密起来比较困难,因此平时应该保护睫毛。最好不要经常搓揉睫毛。

⊙ 眉毛厚实:减 5 岁。由于睾丸激素的分泌,男性眉毛会更浓,而有的女性的眉毛则会越来越稀少。建议口服维生素 H,每次 5 mg,可增强毛发。

⊙ 嘴唇饱满:减 5 岁。嘴唇饱满丰润的人显得较年轻(特别是女性)。建议外出时,也可给唇部涂上点防护霜(上下唇自然比率在 2/3 之间,若化妆时需注意)。

⊙ 面颊丰满:减 4 岁。如 40 岁以上的人身体质量指数稍高,面颊丰满的人显得年轻(尤其女性);而骨感明显、面颊干瘪、皮肤松弛的人显老些。

⊙ 面部皮肤白净，皱纹细小：减 4 岁。

⊙ 身材比值胖瘦适中：减 3 岁。

⊙ 头发早白或秃顶：加 5 岁。

⊙ 眼袋较大，面部皱纹较多：加 5 岁。

三、影响寿命的因素

（一）中医角度

从中医的角度看，人不能尽享天年，主要来自进化过程中的"四大改变"。

1. 运动方式的改变

人类用直立行走代替四肢爬行，当然是一大进步，但许多问题也随之而来。脊椎负重过大，大脑易缺血、缺氧；双手使用不均匀，令大脑缺乏逆向调节；心脏适应力减低。这些都容易使大脑和心脏发生疾病。

2. 呼吸方式的改变

除了人以外，其他哺乳动物都是腹式呼吸的。由于呼吸方式的制约，胸式呼吸时，只有肺的上中部肺泡在工作，而占全肺 2/5 的下肺叶的肺泡却"废置"着，导致肺部不能吸入大量新鲜空气。中下部肺叶则因"废置"而退化，失去活性。这两个原因都导致肺功能降低。

3. 消化功能的改变

比起自然界中的动物，人的消化功能退化得比较明显。随着人们吃的食物越来越精细，咀嚼能力越来越退化，吞噬能力更是弱了，消化能力也越来越退化，消化功能不足则会引发整个消化系统疾病。

4. 自然与生活环境的改变

伴随自然环境破坏与生态失衡,人体又作出一些自发的调整,如夏天出汗能把身体里的代谢有毒产物排出。冬天培养抗寒能力可以增强皮肤的保暖和散热功能。然而,人类却通过各种方式去改变和违背自然。

这四种改变都会导致人发生疾病,无法尽享天年,难以活到120~140岁。

(二)西医角度

1. 先天因素

(1)遗传因素 国内外各地对遗传基因的载体——染色体进行研究,长寿动物种在细胞核脱氧核糖核酸上的基因有较多的储备。寿命与遗传基因相关基本被公认。据《湖南通志》记载,湖南汉寿县一对孪生兄弟胡虞连和胡虞科,同一天做百岁大寿。

(2)优生因素 国内外资料均证实,父母青壮年,无近亲结婚,头胎或二胎生育的孩子较为长寿。广西和江苏南京调查发现,长寿老人多在父母年轻时诞生。

2. 后天因素

(1)疾病因素 西医认为,人不能活到120~140岁的关键原因,只有一个理由——疾病。据解剖了上千具自然死亡者的尸体发现,即便是90多岁看似无疾而终的人,其体内也是有疾病存在的。人随着寿命的增加,患病风险也同时增加,比如对一个新生儿研究,患恶性肿瘤的风险是1%的话,当他74岁时,这个风险可上升至40%。人会因为这些疾病而减短寿命,所以无法活到120~140岁。

（2）时代因素　随着科学技术的发展与经济条件的改善，人类的寿命不断延长。早在 4 000 多年前人类寿命平均只有 18 岁，而现今平均寿命已达 70 余岁。

（3）职业因素　据日本厚生省大臣统计，在各种职业中，从事管理工作人员的平均寿命较长，其次为国家机关工作人员、专业技术人员、农业渔业工作人员、一般生产工人、矿工、高风险作业人员等。

（4）婚姻因素　一个人拥有终身幸福伴侣有益健康长寿。正常的夫妻生活是生物本能。反之，独身者、离婚、丧偶与正常婚姻家庭相比疾病发病率明显增高。

（5）个人因素　综合起来大致有 5 条：① 情绪乐观；② 坚持活动；③ 生活规律；④ 合理营养；⑤ 预防疾病。这些因素都有益健康长寿，反之将影响寿命。

由于人类的寿命受到多种因素的影响，一般只能活到中间寿命。所谓极限寿命，只是通过统计学计算出来的一个概念性数据。实际上，生物大多数能够活到的，只是从出生到极限寿命之间的中间寿命。人类的中间寿命大多数是 75 岁左右。

四、延长寿命的方法

神话传说女娲能补天，说明事物是可以弥补的。人类因先天和后天因素减少寿命，也是可通过各种方法补救的，请参考下面几种弥补方法。

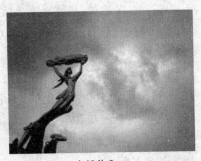

女娲补天

(一) 延长寿命的 6 种方法

（1）练习爬行　爬行是锻炼心肺功能的一种重要方法，能改善血液循环和营养代谢。常见的爬行方式有两种：一种是壁虎式爬行，全身着地，腹部和地面轻微接触，有利于促进消化和改善睡眠。另一种是跪式爬行，四肢着地，可让人放松，改善膝关节的营养循环代谢（但注意有高血压等疾病的老人，应询问医生之后能做再做）。

（2）腹式呼吸　研究证明，坚持腹式呼吸半年，可使膈肌活动范围增加 4 cm，肺的通气量大大提高。

（3）顺应四时气候变化　春天多出门散步，吸收自然中的空气；夏天晚睡早起，多出汗；秋天早睡早起，收敛益气；冬天早睡迟起，避寒就温，少出汗，多晒太阳。

（4）适当吃些粗粮、少食多餐　不要让你的消化系统过于疲惫和退化。

（5）养成良好的生活习惯　不吸烟，不嗜酒，减少盐的摄入；适当多饮水，不憋尿；有计划地锻炼，控制体重；注意防病治病，避免感冒等。

（6）心态平和、情绪乐观　受了委屈不怨天尤人。身处逆境时，多发掘事物积极的一面，坦然面对挫折或坎坷。学会沉默或换位思考，包容一切，淡泊名利。

(二) 可望活到 100 岁以上的 11 个方法

人类的寿命极限是 160 岁，我们的说法是让你可望活到 100 岁以上。只要你肯想办法，而且坚持去做，就会活得远比你想象的要长很多。

（1）喝点奶类　可以使你增加 7.2 岁。牛奶是一种纯天然的抗衰老和补给身体的食品。

（2）适当晒太阳　可以使你增加 3.3 岁。经常见不到阳光的人可能导致抑郁症或其他相关问题，如酗酒、自杀等。晒太阳可以治好一半以上的抑郁症患者；此外，还能增加钙的合成。

（3）唱赞美歌　可以使你增加 2 岁。永远在心底赞美着别人和自己的人，能把每一天都过得快乐充实，也活得更健康。

（4）经常笑笑　可以使你增加 10 岁。笑可以使人产生更多的保护性荷尔蒙，调节血压，减少压力，增强免疫系统。幽默可以使你健康、快乐、长寿。具有幽默感的人当患上重大疾病时被治愈或好转的可能性比其他人要高出 30%。

（5）常测血压　经常在家测血压可以使你增加 14.2 岁。不要等身体真的出问题了才想起来去测血压。可买个血压仪在家自测血压。一个能拥有相对较理想血压（122/76 mmHg）的人通常比那种血压相对较高（140/90 mmHg）的人可能多活 16～20 年。

（6）清洁牙齿　根据医学博士克里斯的一项研究显示，有牙病历史的男人患上胰腺癌的概率比普通人要高出 60%，所以不但平时要保持牙齿清洁，还应一年看 1～2 次牙医，防患于未然可使你活得更长。

（7）经常锻炼　可以使你增加 11 岁。经常锻炼可以保持肌肉有力、关节灵活、心功能增强、肺活量增大、身体强壮，还可以防止身体过早老化。

（8）改善环境　良好生活环境可以使你增加 6.4 岁。一项由欧盟委员会做出的研究显示，有空气污染会使人的寿命平均减少 1 年。在几乎没有污染和有适宜生活环境生活的人平均寿命可达到 83 岁。

（9）幸福伴侣　可以使你增加 9.5 岁。离婚后的生活会更加孤寂，会加速白细胞的衰退老化。另一方面，长寿需要靠两个人来维系，有规律和固定的夫妻关系能让人进入一种平衡稳定的生活状态中去。

（10）让脑运转　可以使你增加 4.6 岁。保持头脑清晰敏捷的重要法则：经常做游戏、看书、上网，或是学习。都可以使你的脑子高速运转，能有效地保护和加强神经系统的运动，可延迟衰老和痴呆。

（11）每年做健康检查　可以使你增加 12 岁（男增加前列腺检查，女增加子宫附件检查）。预防胜于治疗，早检查早治疗，防患于未然。

（三）多活 20 年的 5 个方法

美国网络医学博士网站总结了最新的长寿研究，发现通过以下 5 种简单的办法，可以使人延年益寿。

1）意大利科学家发现：如果每天至少要吃 1 份生蔬菜，就可以延长寿命 2 年。

2）美国阿拉巴马州大学的科学家发现：如果身高体重指数（BMI）总是为 25～35，会使寿命缩短 3 年。所以如果超重，一定要进行锻炼。研究发现，坐惯了的人，每周至少锻炼 3 次。

3）美国洛玛连达大学的科学家对一群长寿人群的生活习惯进行跟踪记录后发现：那些每周吃 5 次坚果的人能够多活将近 3 年。

4）澳大利亚的科学家对一群 70 多岁的老人进行研究后发现：那些交友范围非常广泛的人寿命相应增长，平均增加了 7 年。

5）美国耶鲁大学的科学家通过研究发现：乐观对待老龄化过程的老年人能多活 7 年，而那些终日担心自己身体健康状况恶化的老人的寿命会缩短。

五、生命延续的展望

使用转基因技术有望延续寿命。现在已经发现了细胞核的染色体（DNA，基因）顶端有一种叫做端粒酶的物质，它如同一顶高帽子戴在染色体的头顶上。细胞每分裂一次，端粒就缩短一点，当端粒最后短到无法再缩短时，细胞的寿命也就到头了。如果对端粒酶来个"时序倒转"，细胞就可长生不灭了。在克隆牛身上还真出现了这种现象——它不但比实际年龄显得年轻，其细胞甚至比初生小牛的还要年轻。使用纳米技术，老鼠的脑细胞寿命被延长了 3～4 倍（大脑是人体衰老的主要标志）。使用转基因技术，把具有维持细胞分裂功能的基因和促进细胞增殖的基因，植入从人的脐带血管分离出的血管内皮细胞，结果使血管内皮细胞的分裂次数从 65 次增加到 200 次以上，突破了著名的"海弗里克极限"（即细胞分裂次数极限为 40～60 次）。现今，人类基因序列组图全部绘制完成了，人类在探索自身的征程上又将迈进了一大步。

透过新技术带来的曙光，有不少人更是设想，人类的寿命将失去上限，人可以活 500～1 000 岁。但人的衰老是必然的，只有延年益寿，没有长生不老。

第二章

生 活 篇

一、人的常用卫生指数

(一) 人的体型

(1) 正力型　亦称均匀型,正常人表现为各个部分结构均称适中,腹上角 90°。

(2) 无力型　亦称瘦长型,表现为体高肌瘦,颈细长,垂肩,胸廓扁平,腹上角小于 90°。

(3) 超力型　亦称矮胖型,骨骼粗壮,颈短粗,面红润,肩宽平,胸围大,腹上角大于 90°。

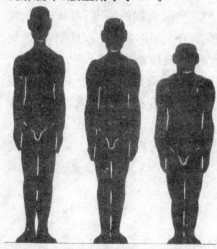

瘦长型　　　均匀型　　　矮胖型

(二) 人的身高计算

中国成年男性平均身高为 1.69 m,成年女性平均身高 1.58 m。监测公报显示,中国人的身高在 20～29 岁期间呈现出稳定状态,同时处于最高阶段。

具体到每个人的身高,最佳答案:

儿子身高(cm)=(父亲身高+母亲身高×1.08)÷2

女儿身高(cm)=(父亲身高×0.923+母亲身高)÷2

身高的先天遗传因素为 0.75,也就是说,成人身高的 75%取决于先天遗传,25%取决于后天环境和锻炼等因素。

一般来讲,父母较高者,子女也较高;父母较矮者,子女也较矮;父母一方高一方矮,子女身高也可像某一方。

1. 成人可用下列公式计算

男性成年身高(cm)=(父亲身高+母亲身高)÷2×1.08

女性成年身高(cm)=(父亲身高×0.923+母亲身高)÷2

2. 儿童身高计算公式

足月新生儿出生时身长平均为 47~58 cm,第一年增长约 25 cm,以后每年增长约 5 cm。

儿童身长计算公式:身长=(年龄×5)+75(cm)。凡身长计算结果超过 10%或低于 10%的,皆属不正常。

(三) 标准体重

体重是反映和衡量一个人健康状况的重要标志之一。过胖和过瘦都不利于健康,也不会给人以健美感。不同体型的大量统计资料表明,反映正常体重较理想和简单的指标,可用身高体重的关系来表示。

1. 世界卫生组织推荐的计算方法

男性:[身高(cm)-80]×70%=标准体重。

女性:[身高(cm)-70]×60%=标准体重。

标准体重正负 10%为正常体重。

标准体重正负 10%～20%为体重过重或过轻。

标准体重正负 20%以上为肥胖或体重不足。

依据不同身体质量指数,我们可以看出自己的体重是否合乎理想。

2. 中国目前常用标准体重计算方法

女性:身高(cm)－110＝标准体重(kg)。

男性:身高(cm)－105＝标准体重(kg)。

例如,一个身高 170 cm 的男子,他的标准体重应该是:170(cm)－105＝65(kg)。凡是超过标准体重 10%者为偏重,超过 20%以上者为肥胖,低于标准体重 10%者为偏瘦,低于 20%以上者为消瘦。

注 上述计算方法只适用于成年人,对儿童、老年人及矮小的人士并不适用。

3. 儿童标准体重的计算

简便的方法是:出生体重以 3 kg 计算。1～6 个月:出生体重＋月龄×0.6(每月加 600 g)＝标准体重(kg);7～12 个月:出生体重(kg)＋月龄×0.5(每月加 500 g)＝标准体重(kg);1 岁以上:8＋年龄×2＝标准体重(kg)

例如,一个 3 周岁小孩的标准体重是:8＋(3×2)＝14(kg)。

(四) 常用生命体征正常值

1. 体温正常值

(1) 测口温 36.3～37.2℃。

测量方法:将体温计贮汞槽端斜置患者舌系带下,测量 5 分钟。

（2）测腋温 36~37℃。

测量方法：将体温计置于患者腋下，紧贴皮肤，嘱患者屈臂过胸，夹紧体温计，测量 10 分钟。

（3）测肛温 36.5~37.7℃。

测量方法：将肛表缓慢插入肛门内 3~4 cm，测量 5 分钟。

注 测体温前，体温计汞柱必须甩至 35℃ 以下，以保证测量的准确性。

2. 脉搏正常值

成人脉搏正常为 60~100 次/分，超过 100 次/分称过速，低于 60 次/分称过缓。

测量方法：最常用的诊脉部位是桡动脉末端，测 30 秒，将所测脉搏数乘以 2，即为每分脉搏。异常脉搏测 1 分钟。

3. 呼吸频率正常值

正常呼吸运动两侧基本对称，节律均匀，深浅度适中，呼吸频率为 12~18 次/分；成人呼吸超过 24 次/分，称为呼吸过速；成人呼吸少于 10 次/分，称为呼吸缓慢。

测量方法：观察被测者的胸、腹起伏，以一起一伏计为 1 次。成人和儿童计数 30 秒，所测数据乘以 2，即为呼吸频率；如呼吸不规则者，应测 1 分钟。

4. 血压正常值

正常人在安静时，收缩压为 90~140 mmHg（1 mmHg＝133 Pa），舒张压为 60~90 mmHg，脉压为 30~40 mmHg。收缩压达到 160 mmHg 或以上，舒张压＞95 mmHg 称高血压；当收缩压为 142~158 mmHg，或舒张压为 92~94 mmHg，称临界高血压；收缩压低于 90 mmHg，舒张压低于 60 mmHg，称低血压。

注 收缩压为测量血压时的最高值，舒张压为测量血压时的最低值。

血压年龄对照参考表

年龄（岁）	收缩压（男）	舒张压（男）	收缩压（女）	舒张压（女）
16～20	116	74	110	70
21～25	116	74	110	72
26～30	116	74	112	74
31～35	118	76	114	76
36～40	120	80	116	78
41～45	124	82	122	80
46～50	128	84	128	82
51～55	130	86	134	84
56～60	138	88	136	86
61～65	148	86	146	84

注 65岁以上按最后一行比照，使用水银柱血压计测量较准确。

二、卫生歌

把好卫生关，身心皆平安。
民以食为天，食以洁为先。
注意一张口，清洁一双手。
入厨先洗手，上灶勿多言。
洗脸和洗脚，扫地连院落。
衣服常洗换，胜过上医院。

　　　　沐浴需当风,睡前灯要关。

　　　　衣洁身干净,不得皮肤病。

　　　　指甲经常剪,疾病少传染。

　　　　被褥常晾晒,健身防病害。

　　　　室内常洒扫,开窗通气好。

　　　　四害消灭光,身心都健康。

　　　　人与环境好,记好卫生歌。

三、日常生活常识

(一) 日常生活十个"要"十个不"要"

　　1. 十个"要"

　　⊙ 晨起做深呼吸,吐故纳新。

　　⊙ 要刷牙、洗脸、梳头。牙刷、牙膏要根据个人具体情况选用;洗脸根据季节选用冷水或温热水;梳头最好牛角梳或木梳。

　　⊙ 要按时按量安排好一日三餐,主食不能少,附食也要搭配好。

　　⊙ 要每天适当多饮一点开水,特别早上最好饮一杯温开水。

　　⊙ 要劳逸结合,体力劳动和脑力劳动相结合。每天步行不少于30分钟。

　　⊙ 要经常保持心情好,情绪稳定,精神愉快。

　　⊙ 要适当锻练身体,增强抵抗力。

　　⊙ 要每晚用温开水泡脚15～20分钟。

　　⊙ 要讲究卫生,减少疾病,有病早治,无病早防。

　　⊙ 要每天保持睡眠不少于8小时,最佳睡眠是晚上10点至早上 6 点。

2. 十个不"要"

⊙ 不要以各种原因不吃早饭。

⊙ 不要饥饿很了才食,渴明显了才喝。

⊙ 不要吸烟、嗜酒、暴饮暴食。

⊙ 不要吃不卫生食物、有强烈刺激性和腐败性食物。

⊙ 不要在睡眠前 1 小时吃东西和 2 小时前吃大餐。

⊙ 不要起居、生活、工作、休息无规律,干扰生物钟顺行。

⊙ 不要精神抑郁或狂喜狂怒。

⊙ 不要滥用补品,应根据需要,以免对身体不利。

⊙ 不要忘记安全,时刻想到健康和生命可贵。

⊙ 不要等有病了才治,平时要注意预防。

(二) 生活中 17 个定时定量

随着社会的发展和科学技术的提高,人们对生活知识越来越注意,从衣、食、住、行各个方面进行保健护养。下面介绍一些日常生活中的定时定量方法供参考。

(1) 一天一顿早餐 不少上班者不吃早饭,这是非常不利的。经过一个晚上的能量消耗,如果没有及时进早餐,体内无法供应足够血糖以供消耗,使大脑注意力不集中、精神不振、反应迟钝;胃长时间处于饥饿状态,胃酸分泌过多,容易造成胃炎、胃溃疡等。

(2) 一天一杯豆浆 小米、玉米、番薯、花生、黄豆等五谷杂粮中含有一些辅助抗癌的物质,如晶状物质黄酮可预防恶性肿瘤,遏止结肠癌、肺癌和食管癌等癌细胞增殖。每天坚持喝一杯鲜榨豆浆,或是根据不同的节气煮五谷杂粮粥喝,能在短的时间内恢复体力,防止癌细胞增生。

(3)一天一个乳酪麦面包　乳酪麦面包中含有酸酵母乳酪和叶酸,可以辅助治疗贫血症和胃肠道疾病。孕期妇女长期服用叶酸,也是因为它可以防治孕程中常见的病症。

(4)一天一份蔬菜水果　每日每人蔬菜 400 g,水果约 200 g,尽量多吃应季蔬菜、水果(大棚里栽种的反季节蔬菜和水果,在一定程度上违背了植物的特性,对身体提供所需的营养成分将有待探讨)。

(5)每天维生素类 100 mg　维生素 C+维生素 E 历来是女性美容抗衰老的佳配。长期坚持服用这两种维生素,在体内形成良性循环,可以提高身体内部抵抗力和免疫力。成人每天需摄入维生素 C 量在 50～100 mg,相当于半个番石榴,两个猕猴桃,200 ml 橙汁。

(6)每天饮酒 30 ml　所谓小酌怡情,每天少量饮酒非但不伤身体,还能补充能量与养生。适量的饮酒有助睡眠和美容养颜。秋冬时节坚持喝温好的手工黄酒,可以舒经活血,使身体在冬天有温暖感觉。

(7)每天步行 30 分钟　目前以车代步多了,走路就变得少了,但走路能活跃腿部肌肉细胞,直接促进血液循环,还可以增加体内脂蛋白的产生。如果能放松双肩,保持颈部直立的正确的行走姿势,还能预防一些肩椎疾病等。

(8)每天走楼梯 6 层　如果你工作的大楼是坐电梯的,也可抽点时间,多走走楼梯,能锻炼腿部和腹部肌肉,还可使心血管功能得到改善和增强。

(9)每天默坐 30 分钟　如果你没有时间去瑜伽馆,就在家里打坐或冥想。打坐时闭目盘膝,调整气息出入,有利于疏经活络,增加心肺及腿部血液循环。

(10) 每天起身远眺数次 经常对着电脑工作或看书,每隔1个小时,站起来活动活动脖颈和腰部,能预防类似肩周炎和颈、腰椎病等。还可反复把下颌低压胸口,耳朵低于双肩,可预防头痛头晕症。

(11) 一天泡脚15分钟 中医认为脚部有遍布通达全身各器官的经络穴位,每日温热水泡脚可以改善局部血液循环,驱寒保暖,促进代谢,从而起到养生保健作用。

(12) 每天睡前一杯牛奶 很多人会通过睡前喝牛奶来改善睡眠质量,如果在牛奶里再加一勺蜂蜜,还可以保持皮肤湿润(应根据各人情况和条件选择)。

(13) 一天睡眠8小时 睡眠并非越多越好。最好的睡眠时间是8个小时,超过这个时间,没有及时补充营养和水分,身体也会出现反消耗。

(14) 一周坚果300 g 如核桃、瓜子类坚果类食品,脂肪含量低,有健脑作用。最新的研究数据表明,多吃核桃可以延年益寿。

(15) 一周素食一天 如今越来越多的人都在说吃素食的好处。植物食品中很少含有对心血管有害的物质,对心血管病也有预防作用。坚持每周至少食素一天,还可加速排泄蓄积在体内的有毒物质。

(16) 一月燕窝300 g 在条件许可的情况下,每个月可服用一定量的燕窝。燕窝含多种氨基酸,能增津液、对食管癌、咽喉癌、胃癌、肝癌、直肠癌等有抑制和预防作用。女性还可以养颜,对胚胎也有益(应根据各人条件选择)。

(17) 冬天一种温补中成药 冬天用温补中成药具有营养

滋补和治疗预防的综合作用。一般是在复方汤剂的基础上,根据各人的体质、临床表现而确立的处方加工研制的,吃起来比中药汤剂方便。冬至后 2 个月内坚持吃,有补充热量和抗寒作用,使人体冬天有温暖感觉。如成品复方阿胶浆亦可用。

(三) 年长人生活原则

1. 11 个注意点

人到老年,身体各器官功能逐渐衰弱,牙齿开始松动或脱落,消化及吸收力也慢慢减退,食欲自然不如以前。在食量缩小的情况下保证饮食品质,可参考以下 11 个"一点"。

(1) 早餐好一点　早餐应占全天总热量的 30%～40%,质量及营养价值要高一些、精一些,但不宜吃油腻、煎炸、干硬及刺激性较大的食物。

(2) 晚餐早一点　"胃不和,夜不安"。晚餐吃得太晚,不仅影响睡眠、囤积热量,而且容易引起尿路结石。人体排钙高峰期是在进餐后的 4～5 个小时。如果晚餐吃得过晚或经常宵夜,当排钙高峰到来时,人可能已经睡觉了。老人晚餐最佳时间应在下午 6 点左右,尽量不吃或少吃宵夜。

(3) 数量少一点　老年人每日唾液的分泌量是年轻人的 1/3,胃液的分泌量也下降为年轻时的 2/5,因而稍一吃多,就会腹胀不消化。所以,老人每一餐的进食量应比年轻时减少 10% 左右,同时要少食多餐。

(4) 质量好一点　蛋白质对维持老年人机体正常代谢、增强机体抵抗力有重要作用。一般老人,每日每千克体重需要 1 g 蛋白质。应以鱼类、禽类、蛋类、牛奶、大豆等优质蛋白质来源为主。

（5）蔬菜多一点　多吃蔬菜对保护心血管和防癌很有好处。老人每天应吃不少于 250 g 的蔬菜。

（6）菜要淡一点　老年人的味觉功能有所减退,常常是食而无味,总喜欢吃味重的食物来增强食欲。这样无意中就增加了盐的摄入量,加重肾脏负担,使血压升高,削弱口腔黏膜屏障,增加细菌、病毒在上呼吸道生存和繁殖的机会。因此,老人每天食盐的摄入量应控制在 5 g 左右。要少吃酱肉和咸食。

（7）食物热一点　生冷食物吃多了会影响胃肠消化吸收功能,甚至造成胃肠损伤。老年人要尽量避免生冷硬食物,尤其在冬季更要注意。

（8）品种杂一点　要荤素兼顾,粗细搭配,品种繁杂。每天主副食品不少于 8 样。

（9）饭菜香一点　这里说的"香",不是指多用盐或味精等调味品,而是适当往菜里多加些葱、姜等调料,可以通过嗅觉来弥补味觉上的不足。味香色美,必然能增进食欲。

（10）饭要稀一点　把饭做成粥,不但软硬适口,容易消化吸收,并有健脾养胃、生津润燥、有益健康的效果。但老人也不能因此而顿顿喝粥,长期喝粥可能会营养不良,同时应该搭配馒头、米饭等。

（11）吃得慢一点　细嚼慢咽使食物容易消化吸收,对胃肠道亦有保护作用,在细嚼慢咽过程中也可防止吃得过多。

2. 年长人饮食 22 点歌

数量少一点,质量好一点。

品种杂一点,蔬菜多一点。

素食多一点,荤腻少一点。

粥汤稀一点,口味淡一点。

软烂多一点，生硬少一点。

饭菜温一点，避免凉一点。

蒸煮多一点，烤炸少一点。

新鲜多一点，陈腐免一点。

嚼得细一点，咽的慢一点。

早餐好一点，午餐多一点。

晚餐少一点，吃得早一点。

(四) 儿童饮食 10 个提醒 9 个不要

1. 10 个提醒

(1) 饮食要注意酸减平衡　食物分酸性和碱性，如鱼、肉、禽、蛋、米、面为酸性，蔬菜、水果、豆类为碱性。只要饮食多样化，就能保持酸碱平衡。

(2) 饭前喝汤较好　饭前喝少量汤能增进消化器官运动，促进消化液分泌，进食后感到舒适，消化吸收也好。

(3) 吃好早餐　早餐关系小儿的生长发育。全日总能量摄入早餐占 30%，中餐占 40%，晚餐占 30%。

(4) 午餐前不要吃水果　小儿在午餐前吃水果会少吃一些饭，失去正常午餐中的营养能量。

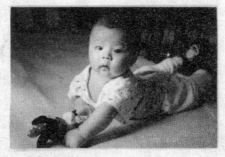

(5) 馒头较好　含气馒头蛋白质量较高，易消化，营养价值也高，对小儿发育有益。

(6) 鲜鱼与豆腐合吃　鱼体内含丰富维生素 D，豆腐含有较多钙，二者齐用可提高钙吸收 15～20 倍。

（7）不宜喝过多饮料　如可乐里咖啡对中枢神经系统有兴奋作用，可引起小儿多动症和消化不良。

（8）喝豆浆不宜和鸡蛋、红糖一齐　因鸡蛋中黏蛋白和豆浆中胰蛋白结合而失去营养价值，红糖中有机酸与豆浆蛋白质结合产生变性沉淀，妨碍吸收。

（9）防止婴幼儿牛奶性贫血　孩子断奶后不可全依赖牛奶，应适当增加辅食，如菜泥、胡萝卜等。

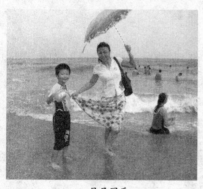

母子同乐

（10）小儿赤脚好处多　增强脚的发育，防止足趾关节畸形和外翻。活跃神经系统，增强大脑发育，增长聪明才智。赤脚走路还可调节内分泌，增强免疫力，预防感冒和神经系统疾病等。

2. 9 个不要

（1）不要经常给孩子更换环境　人常说："孩子走老娘家好生病。"因为婴幼儿生病主要有四大因素：环境因素、气候因素、饮食因素、感染因素。

（2）不要喂成肥胖儿　有的父母生怕孩子营养不够，采取填嘴方式喂饲，结果喂成肥胖儿。有研究表明：肥胖儿操作智商下降，视觉、知觉和接收能力低于正常孩子。

（3）不要偏食　3 岁以前的营养将决定未来智能发展。偏食、挑食不但易造成营养不良，还将影响发育和智力开发。

（4）不要暴饮暴食　儿童暴饮暴食易造成积食。影响消化吸收，导致食欲减退，营养不良。

（5）不要吃汤泡饭　汤泡饭在小儿口腔未嚼烂就连汤一齐咽进胃内，食物不易消化吸收，日子长了会导致营养不良和引起胃病。

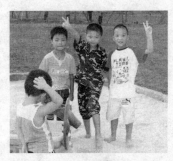

宝宝赤脚好处多

（6）不要食糖过多　食糖过多易使口腔细菌繁殖，腐蚀牙釉质形成龋齿。偶食糖后要刷牙漱口。

（7）不要吃得太咸　幼儿食得过咸易形成饥渴习惯，将来心血管疾病发病率较高。

（8）不要摄入过多添加剂　添加剂有害于儿童大脑发育，如香料、味精、色素、防腐剂等。

（9）不要骂食　吃饭时训斥孩子会引起孩子情绪郁闷、性格变态、食欲减退、消化不良等，也不利于孩子健康成长。

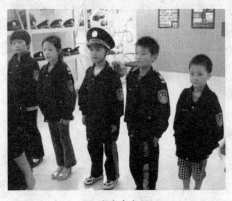

宝宝在成长

（五）生活中的适宜与注意

（1）需注意的饮食　少喝奶茶，不要吃刚烤的面包；白天多喝水，晚上少喝水；一天不喝2杯以上咖啡；少吃油炸食物；晚上6点后少吃大餐；每天饮酒不超过 100～150 ml;睡前半小时服药忌立即躺下。

(2) 粮食不能少　成人每天粮食一般 300～500 g。若糖类(碳水化合物)提供能量少于 55%,小儿会发育不良或停止,成人会乏力和精神委靡。

(3) 经常吃豆制品　豆制品能提供人体较高蛋白质,可防止营养不良,且不会增加胆固醇,防止营养过剩。

(4) 每天一瓶牛奶　早餐后或晚睡前喝一杯牛奶,可防治高血压、动脉粥样硬化、老年痴呆症等(应根据各人条件)。

(5) 经常食用菌菇类　菌菇类食品富含蛋白质、氨基酸、微量元素等人体必需物质,经常食用对人体有很好的保健作用。

(6) 有条件可吃海鱼油　海鱼油中含不饱和脂肪酸、多稀脂酸,能降低血小板聚集和血液黏稠度,清除血管沉淀物(有人称它是血管清道夫)。

(7) 多吃禽肉少吃猪肉　禽肉中含动物蛋白多,猪肉中含饱和脂肪酸多。建议多吃鸡鸭肉,少吃猪肉。

(8) 食盐量要适中　饮食缺盐不行,高盐更不行。高盐可导致高血压、肾脏损害、胃溃疡、胃癌、缺钙等。建议一个三口之家一般每月摄入食盐 500 g 左右。

(9) 控制高糖高脂饮食　糖、脂肪少了不行,多了也不行。一般每人每天糖与油各两汤匙(30 g),肥胖者一汤匙。若每日每人增加一汤匙糖(15 g)、一汤匙油(15 g),1 年后有可能增加体重 10 kg。

(六) 饮水与健康

饮水是日常生活中的重要组成部分。一般情况下人不吃食物可维持生命 4～5 周,不喝水最多只能维持 5 天。人对缺水较敏感,缺水 1%,口渴尿少;缺水 10%,心血管、呼吸、体温调节等系统受到抑制,可出现烦躁、眼球凹陷、皮肤弹性差、体温升高、血压下降等;失水 20%,可危及生命。《中国居民膳食指南》建议成人每天饮水 1 200 ml(约 6 杯)。

1. 饮水方法(就上班族举例)

第一杯上午 7 时,活跃机体,促进血液循环。

第二杯上午 8 时,补充流汗,缓解疲劳,舒展神经,稳定情绪。

第三杯上午 10 时,有助于精力集中,提高工作效率,促进分泌消化液,增进食欲。

第四杯下午 2 时,补充水分,有利于排出机体代谢产物。

第五杯下午 6 时,增加胃内容物,减少晚餐时暴饮暴食。

第六杯晚上 9 时(距睡前半小时),稀释血液,有利于血液循环,避免第 2 天晨起眼睑水肿及眼袋发生。

2. 饮水三字歌

白开水,物质全,常饮用,能防病,可保健。
晨起后,一杯水,缓慢咽,清胃肠。勤出汗,
多排尿,代谢物,随排出,利血液,循环遍。
解暑渴,体温调。人的水,是平台,各器官,
离不开,利身体,爽精神,怡心情,能延年。

(七) 一句话生活卫生小常识

因生活卫生方面的知识较多,不能一一叙述,现用一句话一条简述生活卫生小常识,可自行理论。

1）春夏闻鸡早起，秋冬日出穿衣。

2）晨起后和晚睡前梳梳头有利头部血液循环和睡眠。

3）清晨起来用淡盐水漱口和喝一杯温开水。

4）饭前洗洗手，细菌病毒难入口。

5）饮食卫生一鲜二熟三干净。

6）吃饭能按时，寿命超九十。

7）早餐最好在 7 点以后。

8）喝一杯牛奶不可代替早餐。

9）橘子、果汁、糖、巧克力、药不宜和牛奶一起吃。

10）饭前喝汤有益健康。

11）水果当饭吃易贫血。

12）吃豆腐配海带较好。

13）黑巧克力有保护心血管健康的作用。

14）出汗多了适当吃点酸或补点盐。

15）若要少生病，锅碗瓢勺洗干净。

16）老人小孩都需要吃点零食。

17）喝咖啡时不宜吸烟。

18）饥不暴食，渴不狂饮。

19）要想身体安，最好不夜餐。

20）晚上用温热水泡脚有利于睡眠和预防感冒。

21）戴眼镜不会加深近视。

22）常照镜子有益健康。

23）春除一个蛹，夏少万只蝇。

24）植树栽花种草，疾病减少。

25）常晒阳光，身体健康。

26）入夏吃梨，有助减肥。

27）金豆银豆，不如黄豆。

28）右侧卧位睡眠有利心肺功能。

29）红酒有降低老年痴呆症作用。

30）常坐飞机，多吃维生素 C 有益。

31）夜生活过度者，易脱发秃顶。

32）常穿高跟鞋易引起女子骨盆前倾和大足趾外翻。

33）鲜榨果汁大多细菌超标。

34）孕妇饮食习惯有可能遗传给孩子。

35）夏天不宜给孩子断奶，断奶切忌母子隔离。

36）孩子不宜识字过早。

37）儿童慎用含氟牙膏。

38）儿童防铅妙招"勤洗手"。

39）让孩子每天运动 1 小时。

40）宝宝爬行和赤脚好处多。

41）好视力形成在"黄金期"3～4 岁和 12～15 岁。

42）老人宜看少儿节目。

43）勤劳是长寿的法宝，走路是强心的秘诀。

44）适当晒太阳可转化部分胆固醇和补充维生素 D 等。

45）决明子泡茶饮用有降血压、降血脂作用。

46）睡眠做梦无碍健康。

47）女人全吃素容颜易老。

48）多吃米面月经期心理较好。

49）牛奶有镇定缓和情绪作用。

50）吃木瓜能增加胃肠动力。

51）常食富有植物纤维的食物有益健康。

52）笑口若常开，青春必常在。

53）忍一时风平浪静，退一步海阔天空。

54）老年人尽量少吃甜食和动物内脏。

55）机体适度丰满有益健康，老来瘦不等于老来寿。

56）春天宜饮花茶，夏天宜绿茶，秋天宜青茶，冬天宜红茶。
饮用时均要适量。

57）食物五颜六色较好。

58）鱼和家禽在某种程度上比猪肉要好。

59）饱不宜理发，饥不宜洗澡。

60）香蕉可能抑制癌细胞生长。

61）喝茶可去除口腔异味。

62）花生营养对平衡膳食有重要的作用。

63）养花弄草怡心情。

64）熏衣草对心脏有益。

65）常闻杜鹃花对支气管炎有好处。

66）开窗睡觉有益健康。

67）琴棋书画有益治病和康复。

68）劝君夏天多吃冬瓜。

69）夏天喝绿豆汤解暑优良。

70）天热不宜吃肉太多。

71）天热防中暑，天寒防伤风。

72）暑天宜少动身多动脑。

73）高温天气慎染发。

74）炎热勿穿湿衣鞋。

75）雷雨时不宜站古屋檐和大树下。

76）戴首饰较多要注意辐射和细菌污染。

77）叹老老得快，愁容容易衰。

78）春来勿早除衣帽，秋到不急忙增衣。

79）听鸟鸣耳灵，看鸟飞眼明。

80）真丝植物对皮肤健康有益。

81）小小牙签，有时细菌数万。

82）更年期每日喝1汤匙蜂蜜对骨骼内钙有固定作用。

83）家有孕妇最好勿装修。

84）家电久不擦，电磁辐射大。

85）电视机前喝杯茶，养目防辐护身法。

（八）一字生活防病保健歌

无病一身轻，须防疾病生。

乱吃一顿伤，会吃千日香。

晨起一杯水，永远不后悔。

饭前一碗汤，苗条又健康。

饭后一支烟，损肺亦伤肝，

常饮一点茶，健身作用大。

常食一点醋，减少上药铺。

夏吃一点蒜，疾病减一半。

常吃一点姜，感冒能预防。

每餐一棵葱，祛风鼻畅通。

每天一瓜果，老汉赛小伙。

每天一把枣，补气延衰老。

睡前一杯奶,想象美梦来。

练就一身功,身心都轻松。

运动一点汗,感冒不用看。

卫生一身净,百病无踪影。

少吐一口痰,病菌忘来缠。

一药一个性,随服要谨慎。

常补一点锌,智力增几分。

健康一身福,愉快亦自如。

想活一百多,心胸要宽阔。

一字歌能记,身安疾病去。

一字歌常看,健康保平安。

第三章

保 健 篇

人常说："身体是争取和得到一切的本钱。"只有健康的身体，才能更好地工作和学习，才是实现一切理想和抱负的基础。古往今来历代名人及保健养生家有过许多有关保健养生方面的学说和论述。世界卫生组织（WHO）对人类的身体健康也做了相应的国际健康新标准。人生保健是多方面的，本章仅部分叙述，以供参考。

一、国际健康新标准

⊙ 有充沛的精力。

⊙ 处事乐观，乐于承担责任。

⊙ 善于休息，睡眠好。

⊙ 应变能力强。

⊙ 能抵抗一般性感冒和传染病。

⊙ 体重适当。

⊙ 眼睛明亮。

⊙ 牙齿清洁。

⊙ 头发有光泽。

⊙ 皮肤弹性好。

二、历代名人谈保健

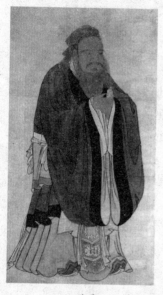

孔子

⊙ 齐白石:"六戒"——空想、空度、懒惰、狂欢、狂喜、烟酒。

⊙ 孔子:精神豁然、智足不贪、食聚慎节、爱好广泛、学而不厌、诲人不倦。

⊙ 华佗:淡泊名利、动静相济、劳逸适度。

⊙ 诸葛亮:喜不大笑、怒不暴跳、哀不嚎哭、乐不轻佻。

⊙ 武则天:习文练武、瞑目静坐、诗书音乐、游览名川。

⊙ 陆游:睡前热水洗脚、头脚保暖、四季平安。

⊙ 乾隆:吐纳肺腑、活动筋骨、十常四勿、适时进补。

三、人体生物钟

前苏联生理学家费诺夫根据科研资料,列出了人体 24 小时生物钟活动表现,反映人体一天的基本规律。了解生物钟活动规律,对人生保健有指导意义。现分述如下:

1 时:大多数人已进入浅睡易醒阶段,对疼痛刺激较敏感。

2 时:除肝脏外大部分器官工作节律极慢。

3 时:全身休息,肌肉完全放松,脉搏、呼吸较慢。

4 时：脑部供血量减少（不少重患者易在此时死亡）。

5 时：肾脏不再分泌。人体经过几个睡眠阶段，此时起床精神较饱满。

6 时：血压升高，心率加快。

7 时：人体免疫功能增强。

8 时：肝内有毒物质排泄（此时不宜饮酒）。

9 时：精神活力提高，心脏功能增强。

10 时：精力充沛时，工作效率较高。

11 时：心脏工作仍正常，人体不易感到疲劳。

12 时：到了全身总动员阶段，此时如仍在工作，不易马上吃饭，可推迟 30 分钟。

13 时：肝脏开始休息，最佳工作时间已过去，易感到疲倦。

14 时：是一天中第二最低点，人体反应较迟钝。

15 时：人体器官较敏感，工作能力逐渐恢复。

16 时：血液中糖分增加，但此时下降亦较快。

17 时：工作效率较高，运动可加强。

18 时：疼痛感觉下降。脑力劳动或运动量较小者需增加活动量。

19 时：血压增高，情绪不稳定，易引起激怒或口角。

20 时：体重增加，反应异常迅速。

21 时：神经活动正常，记忆力增强，可记住白天没有记住的事。

22 时：血液内白细胞增多，体温下降。

23 时：人体应休息，继续做细胞组织恢复工作。

24 时：一昼夜中最后一时，人已进入梦乡。

四、重要器官简易护理保健

(一) 脑

1. 休息

按时休息,提高睡眠质量,防止大脑过度疲劳。

2. 梳头

早晚梳头或用手摩擦头皮 5～10 分钟,可促进大脑血液循环。早有利于清醒,晚有利于睡眠。

3. 咀嚼

当人的咀嚼次数和频率增加时,大脑的血液循环和神经传递亦增加,活化大脑皮质,可防止老年痴呆症。

4. 戴帽

根据季节气候变化,选择戴帽保护大脑,如夏天戴防晒遮阳帽,冬天戴避风保暖帽等。

5. 经常吃些对大脑有益的食物

(1) 鱼类蛋类　含卵磷脂及乙酰胆碱,可促进大脑发育和提高记忆力。

(2) 水果类　如核桃、黑木耳、龙眼肉等,可降低胆固醇,防止或降低高血脂、高血压的发生。

(二) 眼

⊙ 眼宜常动,不宜久视。用一段时间要闭目养神和远眺。

⊙ 看书写字光线不要太暗和太强。距离要适中,看书写字距离约 25 cm,光线应从左边来。看电视约 300 cm,应正面看。

⊙ 早晚温水浴眼,做眼保健操或按摩睛明穴等。

⊙ 不宜用公用毛巾、脸盆和用脏手、脏物擦眼睛。

⊙ 经常食用对眼睛有益的食品：① 绿色食品可预防眼病；② 肝类食品可防治或延缓视力减退。

(三) 心

⊙ 情绪要稳定，不要抑郁和狂喜狂怒。

⊙ 注意静走或上楼梯等强心锻炼，也可行劳宫穴和涌泉穴按摩保健。

⊙ 每天用 38～40℃温开水泡脚 30 分钟左右。

⊙ 尽可能注意午休。中午是心脏最活跃的时候。有条件可定期做心脏功能检查。

⊙ 低盐饮食和少食胆固醇高食物，如动物内脏。多食白色及对心脏有益的食品，如蘑菇、洋葱、梨、大蒜等。

(四) 肺

⊙ 经常呼吸新鲜空气，吐故纳新，开窗睡觉。

⊙ 练习深呼吸和慢呼吸，增加肺泡气体交换。每早晚各 1 次，每次 10 分钟。

⊙ 要情绪开朗，不要经常悲伤。

⊙ 尽量不吸烟，不吸入粉尘和有害气体。必要时可行肺部摄片检查。

⊙ 经常吃些对肺有益的食物，如玉米、黄豆、番茄、梨等。

(五) 肝

⊙ 保持良好心情，不要经常郁闷、生气和发怒。

⊙ 注意休息，不要过分疲劳。每晚 11 点至凌晨 1 点是肝脏休息和减负的最佳时间。

⊙ 少饮酒或不饮酒,不吃对肝脏有害和有刺激的食物;并注意病从口入等肝脏传染病。

⊙ 不用或少用有损害肝功能药物,有条件可定期行肝功能检查。

⊙ 经常食用些对肝脏有益的新鲜蔬菜和水果。

(六) 肾

⊙ 多饮开水有利于对机体有害物质的排泄。每天不少于1 000 ml(茶水亦可)。

⊙ 不食强酸、强碱、高盐和含钙高的食物(弱碱性对肾脏有好处)。

⊙ 尽量不用或少用对肾脏有害的药物。

⊙ 积极防治泌尿道感染和全身感染。

⊙ 经常食用对肾脏有益的食物,如黑豆、芝麻、车前草等(中医还有个说法:解小便时可咬紧牙齿,有保护肾气作用。仅供参考)。

(七) 胃肠

⊙ 经常保持心旷神怡,调节好自主神经(植物神经)。

⊙ 不要吃不易消化的食物以及过冷、过热、过硬、过甜和变质腐败性食物。尽量不用或少用对胃肠有损害的药物。

⊙ 吃饭要细嚼慢咽,不要狼吞虎咽,更不要暴饮暴食。晚上睡前不要吃大餐。

⊙ 注意保暖,适当做些胃肠保健运动和按摩。

⊙ 经常吃些健胃和对胃肠有益的蔬菜和水果,如胡萝卜、白萝卜、山楂等。

五、保健歌二首

（一）自我保健歌

各位朋友供参考，读点自我保健歌。

人生苦短与甘长，自我保健较重要。

晨起梳头和擦脸，甩手弯背连转腰。

晃脑转颈加拍肩，双手叉腰轻跃跳。

每天摇摆三两次，时常顿足慢捶腰。

餐后刷牙或漱口，夏秋温凉水洗澡。

进餐之前先洗手，防止病原入口扰。

长年洗面微凉水，常常开窗去睡觉。

深呼吸吐故纳新，伸臂扩胸亦要搞。

早上喝杯温开水，晚上热水泡泡脚。

经常按摩足三里，每日步行不可少。

一年四季睡眠足，吃饭细嚼慢咽好。

香烟尽量不去沾，淡酒少量常饮酌。

脑力体力相结合，经常读书和看报。

日记坚持常常写，用时也有现成稿。

假期探亲和访友，时余邻里去闲聊。

心绪保持安宁静，尽量少去发牢骚。

有病按时去诊治，常防血压脂糖高。

年年月月能坚持，无病健康皆能保。

长生不老是虚话，健康长寿古今多。

各家观念亦不同，不对之处多指教。

（二）七个习惯保健歌

人生常说习惯多，对人有坏亦有好。

好习惯终身财富，坏习惯终身债务。

要想拥有身体好，七个习惯供参考。

一是没病常体检，定期检查防未然。

有病早治亦早好，无病早防健康保。

二是每日多饮水，不渴也要喝几杯。

有水无粮存一月，有粮无水五天危。

三是心情常愉快，增强免疫防病魔。

愁一愁来白了头，笑一笑来少年到。

四是劳逸相结合，精神体力恢复早。

常疲劳抵抗力低，生物钟倒转弊多。

五是知足要常乐，粗茶淡饭得温饱。

古来有贫亦有富，何必与人争低高。

六是经常要锻炼，脑力体力应相交。

古说生命靠运动，今看运动好处多。

七是心胸要宽广，防止压高血溢脑。

忍一时风平浪静，退一步海阔天高。

可叹项羽周公瑾，多思廉蔺将相和。

健康养生靠习惯，习惯全靠自己调。

养血养性养习惯，心怡体健寿命高。

假日闲暇来琢磨，草成健康习惯歌。

六、季节与保健

(一) 春季保健

1. 春季保健话春捂

春捂,通俗的说就是注意春暖不忙减衣。民间所谓"二月休把棉衣撤,三月还有桃花雪","吃了端午粽,再把棉衣送"。随着气温的回升变暖,衣服可慢减,不可骤减。春季天气变暖或气候冷暖不一,也是蚊蝇、细菌、病毒等微生物繁殖时候,易患感冒、支气管炎、肺炎、麻疹、流脑、腮腺炎等疾病,要注意防患未然。

2. 春季保健调节

(1)精神 心胸开阔、情绪乐观、勿生郁闷。

(2)起居 早睡早起、适当午睡。

(3)饮食 宜食易消化辛甘类食品,如葱、生姜、红枣、花生、小麦面、玉米、豆浆、橘子、苹果等。

(4)运动 因冬季人体功能易下降,入春后应加强锻炼,多呼吸新鲜空气。

(5)防病 春季是流行病高发季节,居室应勤开窗,净化空气,也可放薄荷油任其发挥,也可关闭门窗用食醋熏蒸,每周2次。

3. 春季保健歌

春季冷暖互交替,顺应气候调整衣。

减衣切勿太突然,春捂秋冻要牢记。

春季阳气渐上升,万物萌发勃生机。

抓住春天时光好,户外活动练身体。

春季养生保肝脏,少酸多甜以养脾。

大枣养颜补血气,猪肝韭菜芹菜荠。

春季旧病易复发,高压心梗律不齐。

支气管炎肺心病,哮喘胆石精神疾。

传染疾病如肝炎,流行感冒高发率。

麻疹流腮脑膜炎,非典肺炎要警惕。

常吃姜蒜杀菌毒,勤用醋熏将病祛。

预防治疗两结合,防患未然度春季。

(二) 夏季保健

1. 夏季保健话夏长

夏季气候炎热,昼长夜短,令人心神不宁;出汗较多,损伤津液,应防暑降温。

2. 夏季保健调节

(1) 精神 夏季易使人心情烦躁,应注意安神忌怒,胸怀宽阔,思想平静。常言说:"心静自然凉。"有条件可外出旅游,消夏避暑。

(2) 起居 夏季气候炎热昼长夜短,宜早睡早起,并适当午睡。每天洗温水澡1～2次,有调节体表血管,改善血液循环,起到物理降温和增强抵抗力的作用。

(3) 饮食 宜食易消化和偏凉性食物,如海带、绿豆粥、新鲜瓜果(如西瓜)、鱼虾、瘦肉、豆制品。适宜饮些绿茶、金银花茶、菊花茶、酸梅汤等。

(4) 运动 最好在清晨或傍晚选择较凉爽的地方,如公园、湖边散步、游泳、打太极拳、舞剑等。不宜做过分剧烈运动,避免大汗淋漓。

(5) 防病、防中暑 晴天外出最好戴遮阳帽、太阳镜,不要在烈日下长时间暴晒。如出现胸闷、心悸、口渴、出大汗、四肢麻木、恶心等先兆中暑症状,应立即转移到通风阴凉处,喝些淡盐水、绿豆汤和西瓜水等。预防传染病,如肠炎、痢疾等。把好病从口入关,做好冬(久)病夏治,如慢性支气管炎、腰腿痛等,夏天经治疗,冬天可防止复发和减轻发作。

3. 夏季保健歌

夏季炎热又潮湿,须防风湿与暑气。
夜晚不宜外露宿,空调风扇应适宜。
大汗不要冷冲洗,切勿随便卧潮地。
湿气侵袭人机体,诱发肠炎和湿痹。
及时补充盐水分,避免津液消耗去。
忌在日下长暴晒,勿做剧烈活动行。
饮些清茶和热汤,注意饮食讲卫生。
暑天闷热心烦躁,精神情绪须静宁。
晨听鸟鸣夜观星,保持越夏好心情。

 暑期保健歌

(一)

夏季炎热勿紧张,消暑保健自有方。
早起早睡轻锻炼,吐故纳新增血氧。
热时做事勿烦燥,常言心静自然凉。
炎热外出淡色衣,暴露部位防晒霜。
佩戴墨镜遮阳帽,错把烈日当阴凉。
室挂雪域冰川画,炎夏酷暑易忘光。
屋摆几盆清凉水,风吹水面气温降。
宜歇通风阴凉处,勿卧寒石去纳凉。

电扇空调应适中,冷热不均身体伤。
家中备点解暑药,必要时能治能防。
宅旁多栽绿荫树,自然形成避暑庄。
寒来暑去轮流转,避过夏热是秋凉。

(二)

精神环境防暑帮,饮食调节应跟上。
一日三餐宜清淡,宜食鲜蔬多喝汤。
晨起晚睡喝杯水,出汗过多补盐霜。
经常使用醋和蒜,灭菌消炎利胃肠。
生姜葱白防感冒,消食健胃酸梅汤。
绿豆粥汤是良药,绿茶常饮心怡畅。
西瓜黄瓜多吃点,清暑利尿减肥方。
芹菜降压又清火,西红柿梨疗暑伤。
剩饭剩菜须蒸熟,谨防细菌入口腔。
瓜果须烫或削皮,防止菌毒表皮上。
苍蝇蚊虫传染病,灭菌消毒亦应当。
吾所说仅供参考,恭请诸君论短长。

(三)秋季保健

1. 秋季保健话秋收

秋收有两个含义:一是秋季万物成熟而丰收;二是秋风渐来,气候变燥袭人,草枯叶落,花木调零。秋季易引起人垂暮之感,人们应收敛保护。

2. 秋季保健调节

(1)精神　保持心情舒畅,神志安宁。秋高气爽时登高远眺,自释精神负担。

（2）起居 早睡早起,与鸡同兴。多饮水,早上用凉水洗脸,晚上用温热水洗脚。还有秋冻,意思是秋凉不忙增衣,但也要顺应天气变化,以自己感觉不过于寒冷为准。

（3）饮食 秋天饮食应增加酸味,以养阴润肺为主,如黑木耳、银耳、秋梨汤、豆浆、菊花茶等。

（4）运动 秋天是各项运动较好的时期。可选择散步、慢跑、打太极拳、舞剑等。

（5）防病 秋季是肠炎、痢疾、乙脑、疟疾等疾病流行季节。要消灭蚊蝇,讲究饮食卫生,不吃变质腐败食物和被污染食物。寒潮袭来时要注意保暖,防止肺心病、冠心病等复发。

3. 秋季保健歌

秋风瑟瑟雨绵绵,中秋天气渐转寒。

饮食起居防风凉,秋燥伤肺宜收敛。

干燥注意多饮水,牛奶豆浆多喝点。

百合生梨西红柿,萝卜豆腐宜常餐。

季节交替忽冷热,应防感冒与肺炎。

致敏物质哮喘病,虫咬皮肤易感染。

添加衣服勿过快,春捂秋冻增耐寒。

落叶飘零情伤感,调整心态勿躁烦。

外出感受秋高爽,登高遥望怡心田。

（四）冬季保健

1. 冬季保健话冬藏

冬天是生机潜伏万物暂藏的时令。人们应退避寒冷,保持温暖,以隐藏的方式度过寒冬。

2. 冬季保健调节

（1）精神　顺应自然，安静自如，养精蓄锐，开展一些有规律、有情趣的活动。

（2）起居　早睡晚起，一般日出而起。室内温度适宜。随气候变化增减衣服，外出戴防寒帽，注意足背部保暖。俗语说"寒从足下起"，穿保暖鞋袜，每晚用温开水泡脚。胸背部就如人的篱笆墙，应穿保暖背心。

（3）饮食　冬季饮食三宜：

一宜食粥糜：赤豆粥、萝卜粥、山药粥、大枣粥等。

宋代陆游《食粥》诗曰：

世人个个学长年，不悟长年在目前。

我得宛丘平易法，只将食粥致神仙。

二宜食温暖品：牛肉、羊肉、狗肉、桂圆肉、大枣等。

三宜食坚果类品：如核桃、板栗、花生、葵花籽、芝麻、黑米等。

（4）运动　古人有"热练三伏，冷练三九"的说法。室内锻炼如按摩、徒手操、保健操、太极拳等。室外如门球、舞蹈、体操、田径、各种拳剑等。

（5）防病　冬天可用补药，如人参、阿胶浆、八珍丸、十全大补丸等。

 冬防感冒八法

一洗：早晨起床用冷水洗脸，晚上用热水洗脚。

二漱：每天早晚用淡盐水漱口，可杀灭口腔内细菌。

三起：早晨起来到外面散步、打太极拳或做操等。

四擦：两手伸开双掌相擦30次。

五开：早晨起床后开窗通风。

六饮：晚上饮些姜糖水。

七熏：时常用食醋在房里熏一熏，杀灭细菌、病毒。

八穿：衣服不宜穿得太多，出了汗不要马上脱衣，以防受凉。

3. 冬季保健歌

> 冬季万物皆闭藏，养生滋阴与壮阳。
> 顺应气候保健康，衣食住行均有讲。
> 胃部下腰需保暖，慎防脚下寒气凉。
> 冬令进补勿过量，适当吃肉增营养。
> 羊肉牛肉鸡狗肉，鳝鱼海参也可尝。
> 多量饮酒不可取，少酌御寒亦无妨。
> 早睡晚起避风寒，冷水洗脸增抵抗。
> 外出增添衣和帽，下雪出行防摔伤。
> 防止心脑血管病，多晒太阳心开朗。
> 精心保养过隆冬，升温不忙减衣裳。
> 冬去春来年年往，春花开处祛寒霜。

 十二月保健歌

> 正月里来过新年，少荤多素酒清淡。
> 二月万物萌生机，料峭捂身耐春寒。
> 三月踏青时光好，赏花观草怡心田。

四月气血欠平稳,运动锻炼祛病缠。

五月家家过端午,青棕煎点勿过玄。

六月旧病易发期,冬病夏治防再患。

七月炎热多蚊蝇,杜绝暑病相传染。

八月瓜果月饼甜,品尝有度防肠炎。

九月秋高又气爽,重阳登高眺望远。

十月寒霜花飘零,温差较大应时变。

十一月冷门窗闭,常换空气勿等闲。

十二月里气候寒,防冻温补保平安。

七、饮食保健

人的生命得以延续,就是靠饮食来供给机体源源不断的能量。人体所必需的营养主要包括日常食物、碳水化合物、脂肪、蛋白质、维生素、矿物质等六大类。这六大类应用得合理对人体有益,反之则对人体不利。

(一) 科学饮食

遵循一、二、三、四、五、红、黄、绿、白、黑的原则。

一、每日 1 杯牛奶:有助于补钙和中老年缺钙引起的代谢性骨病。

二、每日 250～400 g 碳水化合物:相当于 300～400 g 主食,如米、面等。

三、每日 3 份蛋白质食物:每份高蛋白质食物相当于 50 g 瘦肉、100 g 豆腐、1 个鸡蛋、25 g 黄豆、25 g 鱼虾。

四、每餐有粗有细,不咸不淡,少量多餐,七八分饱。有利于均衡营养和健康。

五、每日 400 g 蔬菜、100 g 水果,有利于补充维生素和微量元素。

红:每日饮 50～100 ml 红葡萄酒,可减少动脉硬化。世界卫生组织认为饮酒越少越好。

黄:黄色蔬菜,如胡萝卜、南瓜、玉米、西红柿等,有利于补充维生素 B 族和胡萝卜素。

绿:指绿茶,茶多酚有降胆固醇和抗动脉硬化作用。

白:指燕麦粉面,有降血脂作用。

黑:指黑木耳,每日 10～15 g,有抗血小板凝集和降低胆固醇等作用。

(二) 饮食五注意、七合理

1. 五注意

(1) 因人而异　年轻人在成长中饮食需要多一些,中年人中等,老年人相对要少一些。

(2) 个体差异　体重偏重的人,脂肪、糖类要少一些;偏瘦的人要多一些。

(3) 活动大小　一天活动量大饮食要多一些,活动量小饮食少一些。

(4) 时间差异　节假日(指休息)和晚上一般少一些,也就是消耗量小一些,就相对少一些。

(5) 因身体状况而异　身体状况好就多食点,身体状况差或生病就适当少一些。

2. 七合理

(1) 食物要多样　每天膳食不要单调,品种越多越好。

(2) 饥饱要适当　能使体重维持在一个比较恒定的水平。

(3) 油脂要适量　膳食中油脂过多,能量消耗不了,人会发胖或诱发相应的疾病。

(4) 食盐要限量　每日每人平均以 10 g 盐以下为好,以免诱发高血压和肾脏损害等。

(5) 甜食要少吃　甜食多了易发胖,损害牙齿和诱发胃病、糖尿病等。

(6) 饮酒要节制　以免损伤肝脏和胃肠等。

(7) 三餐要合理　早餐吃好,中餐吃饱,晚餐吃少。一天热能分配:早餐 30%,中餐 40%,晚餐 30%。

(三) 饮食十二宜

(1) 宜缓　细嚼慢咽,有利于消化吸收和抗毒杀菌。

(2) 宜少　要膳食节食,不要暴饮暴食。

(3) 宜软　食物软烂易消化吸收。

(4) 宜新　陈旧、变质、腐败食物易引起肝、肾或胃肠病变等。

(5) 宜暖　胃肠喜暖恶寒。凡食物宜温暖,生冷硬宜少。

(6) 宜淡　食物过咸易引起高血压和肾脏损害(有人研究经常吃淡的人老来生活能自理)。

(7) 宜素　常吃蔬菜、豆制品有益健康,肉食过多易发胖和患高血脂等。

(8) 宜和　吃饭时宜心平气和,食物易消化吸收;生气发怒影响食欲,还可引起其他疾病。

(9) 宜静　静食有益健康;笑食、说食、怒食均有损机体。

(10) 宜坐　平坐吃饭有利健康,走食、蹲食和矮桌吃饭不利于消化吸收和卫生。

(11) 宜乐 古人有"人逢知己千杯少"的说法。心情愉快，精神好，能增强免疫力和血液循环，有助食欲和消化吸收。

(12) 宜早 人体经过一夜睡眠，胃肠空虚，早餐宜早，可振作精神。

(四) 饮食的五味

五味主要分为"辛、甘、酸、苦、咸"等。

所谓饮食的"味"，主要指饮食的味感，五味之中以甘味食物最多，咸味与酸味次之，辛味更次之，苦味较少。

(1) 甘味 米面杂粮、蔬菜、干鲜、水果、鸡鸭鱼肉等。

(2) 酸味 西红柿、山楂、葡萄、杏、柠檬、橙子等。

(3) 辛味 生姜、大葱、洋葱、辣椒、韭菜等。

(4) 咸味 海产品、猪肉、狗肉、猪内脏等。

(5) 苦味 苦瓜、苦菜等。

不同地区的口味亦各有异，如我国南方人大多爱吃甘甜，北方人大多爱吃酸咸。一般而言，正常饮食以甘味食品为主，兼有其他四味相调。在气候寒冷或外感风寒时，可适当增加辛热食物，以祛寒解表。气候炎热或患有热性病时，可适当增加一些苦味或寒性食物，以清热降火。饮食中加点酸苦味，可开胃消食。饮食中加点咸味对补肾益精有益。

(五) 四季饮食保健

⊙ 春季：万物复苏，宜食酸性食物，如动物肝脏类、猪肝、羊肝等。

⊙ 夏季：炎热，人体易出汗，以清热解暑为主，如梨、绿豆、鸡鸭肉等。

⊙ 秋季：气候干燥，以润燥护肺为主，如银杏、梨、蜂蜜、鱼虾、牛肉等。

⊙ 冬季：天气寒冷，以温补为主，如红枣、桂圆、狗肉、羊肉等。

（六）饮食健身歌

历来人以食为天，合理膳食益处多。

大米小米玉麦面，五谷杂粮养生宝。

主食辅食均平衡，蔬菜水果不可少。

禽蛋鱼虾营养多，禁烟少酒亦重要。

红枣健胃亦增血，核桃润肺又补脑。

动物肝脏能明目，乌梅生津驱蛔虫。

蜂蜜润燥治便秘，葡萄悦色令年少。

萝卜化痰消胀气，芹菜降压效果好。

大蒜抑菌防肠炎，韭菜补肾暖膝腰。

胡椒祛寒又化湿，葱辣姜汤治感冒。

番茄补血美容颜，绿豆解暑较为妙。

各种食物搭配好，祝君体健寿亦高。

（七）粥疗保健歌

要使皮肤好，煮粥加红枣。　若要不失眠，板栗功不凡。

要想睡得甜，煮粥加白莲。　心虚气不连，粥里添桂圆。

治疗口臭症，荔枝粥逞能。　体弱虚汗洗，粥里加苡米。

润肺又止咳，煮粥配百合。　清热解暑毒，绿豆粥常服。

夏季防中暑，荷叶同米煮。　乌发需补肾，核桃立功勋。

若要降血压,荠菜粥中加。头晕伴头痛,胡萝卜粥灵。
滋阴润肺痨,银耳少不了。春季防流脑,地梨粥中找。
健脾助消化,煮粥添山楂。梦多有健忘,粥加鸡蛋黄。
利尿和消肿,赤豆粥来冲。明目眼睛亮,菊花来帮忙。
口渴心烦躁,粥内猕猴桃。血小板减少,花生米粥好。
脚气病缠身,米糠粥能应。发热与高烧,芦根建功劳。
肝功能要好,枸杞粥见效。心慌体虚弱,人参加白果。
止泻与健脾,稀粥扁豆米。腰背皆酸痛,粟子米粥能。
感冒伴腹痛,姜粥真管用。补气耐饥寒,粥放葡萄干。
生津又和胃,甘蔗较可贵。体胖高血脂,山楂放粥里。
心悸与胸闷,粥加莲子心。减肥降三高,冬瓜粥中漂。

(八) 不宜配合的食物

⊙ 鲤鱼与咸菜、赤小豆:正常人不宜配食。

⊙ 鲫鱼与猪肉不可合煮或同炒。

⊙ 鳝鱼与狗肉同食会温热助火,不利常人。

⊙ 黄鱼与荞麦面同食不易消化。

⊙ 虾与含维生素 C 较多的食物不宜配炒。

⊙ 螃蟹与梨、茄子、柿子、花生仁、石榴、香瓜或冷食某一样
同食,均易导致腹泻和损伤肠胃。

⊙ 螃蟹与泥鳅合用功能相反。

⊙ 鳖肉与苋菜合用难以消化。

⊙ 鳖肉与芥子同用冷热相反,于人不利。

⊙ 鳖肉与鸭蛋皆属凉性,不宜同食。

⊙ 田螺与香瓜皆属凉性,不宜同食或马上吃。

⊙ 田螺与木耳相克,同食不宜消化。

⊙ 田螺与冰制品同食会引起消化不良或腹泻。

⊙ 甲壳类食物与含维生素 C 类食物同食可致危险。

⊙ 芹菜与黄瓜同食会减低营养价值。

⊙ 芹菜与蚬、蛤、毛蚶、蟹、黄瓜均不宜同食。

⊙ 黄瓜与柑橘同食会破坏维生素 C 类。

⊙ 黄瓜与柑橘、西红柿、花菜、菠菜均不宜配食或同炒。

⊙ 葱与枣相克,不宜同食。

⊙ 大蒜与蜂蜜功能相反,不宜同食。

⊙ 胡萝卜与白萝卜配食时须加醋食用。

⊙ 萝卜与橘子相克同食会引起疾病。

⊙ 辣椒与南瓜、胡萝卜同食会降低营养。

⊙ 韭菜与蜂蜜药性相反,不可同食。

⊙ 荠菜与鲫鱼相克,不可同食。

⊙ 菠菜与豆腐、葱同食会破坏钙吸收(解决方法:一是分餐吃;二是先将菠菜在热水中烫焯一下,再一起煮)。

⊙ 菠菜与鳝鱼同食易导致腹泻。

⊙ 花生与黄瓜、毛蟹同食易导致腹泻。

⊙ 莴苣与蜂蜜同食对肠胃不利,易致腹泻。

⊙ 竹笋与羊肝配食会破坏维生素 A。

⊙ 南瓜与羊肉相克,同食易导致胸闷腹胀。

⊙ 金瓜与黄鳝、螃蟹、虾均相克,同食会损伤肠胃和引起人体疾病。

(九) 健康长寿辅助食疗歌

人生食物命中宝,苦短甘长靠自我。

三餐主食米和面,辅助食品亦众多。

保持健康与长寿，请君参考食疗歌。

苹果消食营养好，生梨饭后化痰妙。

木耳抗癌素中荤，黄瓜减肥有成效。

紫茄祛风通脉络，莲藕除烦解酒糟。

海带含碘消瘀结，香菇菌酶肿瘤消。

大蒜抑制肠胃炎，菜花常吃癌症少。

鱼虾猪蹄补乳汁，鸡牛羊肝明目好。

盐醋防毒和杀菌，韭菜补肾暖膝腰。

萝卜消食开脾胃，绿豆解暑降温调。

山楂减肥除瘀气，山药益暖降糖尿。

花生降醇亦营卫，巴豆消肿利水多。

柑橘化湿祛痰液，抑制癌变猕猴桃。

香蕉含钾宜胃肠，禽蛋益智营养高。

生津安神数乌梅，润肺乌发需核桃。

西红柿驻容补血，健脾补气要红枣。

蜂蜜润肠又通便，葡萄增色令年少。

若要健康延年久，请记食疗一曲歌。

八、运动保健

(一) 小儿的运动保健及注意事项

1）运动保健要从新生儿做起。处于襁褓中的婴儿应把肢体摆放端正，包裹松紧度合适，以免造成终身畸形。

2）尿布类不宜垫得过高，以免造成大腿外翻长大后走路呈鸭步状。

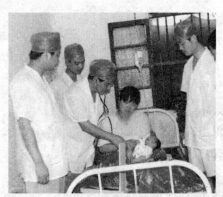

诊视婴儿保健(摘自六安展览馆举办的建园 50 周年成就展,左三为作者)

3）摇篮不可长期放一固定位置,以免小儿一直注视来自一个方向的光线和声音,造成斜视。

4）小儿不宜过早学爬走。不要头部过度向前或向后,以免造成脊柱弯曲畸形或走路过挺或驼背。

5）婴儿不宜过早学坐,如半岁小儿脊柱和背部缺乏肌肉支持,勉强支坐,脊柱容易发育变形。

6）不宜学走路过早。特别是缺乏维生素 D,小儿在治愈前应避免过度行走,以免形成"O"型腿或"X"型腿。

7）儿童不宜穿皮鞋,因皮鞋硬度较大,小儿骨骼肌腱较软,易致足部畸形。

8）不宜睡弹簧床,因儿童可塑性大,长期睡弹簧床易引起驼背和肌肉发育异常。

(二) 小儿及青少年运动方法

因孩子的年龄不同,锻炼的项目亦不同。如不顾年龄胡乱选择项目进行,不仅没好处,反而有害健康。

（1）2～6 个月　宜日光浴、空气浴、被动体操（大人一定要用力均匀,

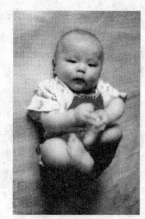

摇篮中婴儿

不可强拉硬扭)。

(2) 7～9 个月　除日光浴、空气浴外,可做被动体操和主动体操。

(3) 1～3 岁

1) 低温水浴:可扩张血管,促进血液循环。

2) 开窗睡觉:减少室内空气污染,增强呼吸道抵抗力,但只能间歇开一面,不能两面都开。

3) 简单游戏动作:如转呼啦圈、扶栏杆走、骑木马、推小车等。

4) 模仿健美操等。

(4) 3～4 岁　可做模仿性、创造性、节律性游戏动作,如传小球,走方凳,学动物飞、跑、跳等。

(5) 4 岁以上　可做活动较大的游戏,如捉迷藏,跳健美操、徒手操,传、投、踢球,游泳,跳绳,跳皮筋等。

(6) 学龄期儿童

1) 制定一个作息时间,把学习、锻炼、休息、睡眠安排好。每天生活有规律、有节奏,科学合理。

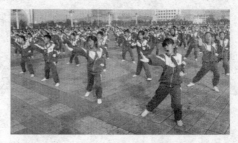

体育锻炼

2) 每天坚持适当锻炼 10 分钟,如早晨户外做操,呼吸新鲜空气,可提高学习效率。

3) 下午课外活动可到操场和平坦地方,选择自己喜爱活动,如跑步、球类、拳术。但时间不宜过长,以 20 分钟为宜。

4) 自习期间运动:每复习一段时间均要放下书本起身,选择自己喜爱的项目活动几分钟。每晚复习至临睡前可到户外散步几分钟，让大脑放松，易入睡。

（三）中年人运动选择

人在中年时期，一方面是体力、智力较旺盛时期；另一方面也是逐渐衰退开始走下坡路时期。为了延缓衰退，应有意识地选择强身健体的运动。

（1）增强心肺功能项目　选择促进机体代谢，提高耐受力，改善呼吸和血液循环，增强心肺功能的运动，如静走、慢跑、游泳、骑自行车、走楼梯等。

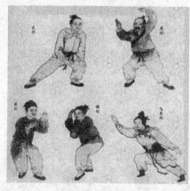

华佗五禽戏

（2）增强肌肉力项目　减慢肌肉退行萎缩，如跑步、做俯卧掌等。

（3）放松紧张性项目　选择缓性、柔和性运动，如散步、舞剑、打太极拳等。

（4）缓解压力项目　工作和家庭压力较大时宜选择带有娱乐性的运动，如旅游、垂钓、跳交际舞等。

（5）针对自己健康状况选择项目　如有高血压、神经衰弱、颈肩腰腿痛和各种慢性疾病的中年患者，可坚持练太极拳、华佗五禽戏等。

（四）老年人健身选择

老年人选择合理健身锻炼，有助于延缓组织器官功能老化和衰退。

（1）散步　安全、可靠、易行。能提高肌力和活动力，增强关节灵活性及韧带弹性，不会引起组织损伤。

（2）慢跑　可促进新陈代谢，防止老年人肥胖症。初以慢跑短跑（50～100 m）开始，逐渐增加至 200～300 m。心肺功能较弱者可采用静走与慢跑交替。

（3）健身操　选择包括头颈部、四肢和躯干、关节肌群活动的方式锻炼。要动中有静，静中有动，动静结合。

（4）舞剑　选择适合自己和喜爱的剑样和剑术。练剑时要心意合一，人剑合一。

（5）太极拳　要做到练想结合，意动身随，练习套路中逐渐增加运动量，但运动量不宜过大。

 ## 老年人健身五戒

一戒负重练习：缓慢柔和练习有利于全身肌肉放松均匀协调。

二戒屏气使劲：屏气使劲可使胸内压骤然升高，血液回流不畅。血压升高，易发生脑血管意外。

三戒急于求成：老年人运动量过大、过快会发生意外。

四戒争强好胜：有些老年人好胜心强，喜欢与人在某项运动上比赛较量，一时超过承受力，结果当然是有害无益。

五戒过分激动：有些较激烈运动和竞赛不适应老年人。一时运动量过大和情绪激动易发生损伤。

老年人运动脉搏掌握（以 60 岁为例）

1）不经常运动的人脉搏以 220 次减去自己年龄后再乘以 0.65。一般而言运动后每分钟脉搏不超过 104 次。

2）经常运动的人脉搏以 280 次减去自己年龄后再乘以 0.70。一般而言运动后每分钟脉搏不超过 112 次。

九、水果保健

食水果大概自地球上有了爬行和飞行动物开始。不仅是人类，就连昆虫、蝼蚁也经常以水果为食。神话中的王母娘娘开蟠桃会时各路神仙都来赴会吃桃，韩湘子吃桃成了仙。水果的食用价值和治病作用历来被人类应用和历代医学家所重视。现代科学认为：水果既是人的饮食生活组成部分，又是人们用来防病治病和养生保健的重要物质。

（一）水果防病保健歌

各种水果自选取，除病保健按所需。

红枣补脾和生津，活血和胃亦顺气。

苹果止泻又开胃，帮助消化利机体。

柿饼清热与和中，止渴补血舒脉理。

柑橘理气增食欲，生津化痰清胃脾。

吃桃活血并补气，润燥祛湿健身宜。

消渴解乏用菠萝，疏通肠胃皆有益。

健胃补脾有草莓，气血通顺调和瘀。

枇杷味美治哮喘,孕妇食能助产力。

罗汉果小功效大,润喉止渴将痰祛。

补中益气是桂圆,干鲜龙眼营养齐。

李子解渴能清心,乌梅杀菌治痢疾。

猕猴桃能防癌症,治疗胃病也有利。

安胎利尿用葡萄,产前子痫可防预。

雪梨润喉又化痰,防痨止渴和润肺。

香蕉通便清内火,润肠能使血脉和。

滋润咽喉有橄榄,既能解毒又化痰。

润肺乌发核桃仁,暖肠补肾强腰身。

益肝平喘选白果,银杏缩宫白带尽。

无花果中有琼浆,能防能治高血糖。

消食通窍是山楂,抗癌健胃散瘀方。

椰子果汁能止渴,亦能防暑与清热。

山区佳果数板栗,食可充饥不用提。

酸甜可口红樱桃,提神健胃营养高。

藕节止血和散瘀,咳血便血均能医。

西瓜原是好果品,清热利尿防暑侵。

人生伴侣有水果,食用保健疗百病。

(二) 有助于防癌防病的水果

经常吃下列水果有助于预防癌症和部分疾病的发生。下列水果中可以起到部分疾病的预防,降低结肠癌、乳腺癌、前列腺癌、胃癌等发病概率。

1. 草莓

在抗癌水果中作用居首位。新鲜草莓中含有一种奇妙的鞣酸物质,在体内产生抗毒素作用,阻止癌细胞的形成。草莓中还有一种胺类物质,对预防白血病、再生障碍性贫血等血液病也能起到较好的效果。

2. 柑橘类

橙子、橘子、柠檬、葡萄柚等柑橘类水果中含有丰富的生物类黄酮和维生素 C,能增强人体皮肤、肺、胃肠道和肝脏中某些酶的活性,将脂溶性的致癌物质转化为水溶性,使其不易被吸收而排出体外;阻止致癌物质亚硝胺的形成,提高免疫力,对防治消化道癌有一定作用。

一项研究表明,常吃橙子、柠檬、柑橘类水果,可使口腔、咽喉、肠胃等部位的癌症发病率降低 50%,使中风(卒中)的发病率降低 19%,对心血管疾病、肥胖及糖尿病也具有一定的预防作用。

3. 猕猴桃

猕猴桃含丰富的维生素,尤其是维生素 C 的含量较高,是橘子的 4～12 倍、苹果的 30 倍、葡萄的 60 倍。近年的研究证实,猕猴桃中含有一种具有阻断人体内致癌的"亚硝胺"生成的活性物质,有较好的防癌、抗癌作用。

4. 梨

梨能生津、润燥、清热、化痰。古代医家多用之于食管癌、贲门癌和胃癌。由于梨里所含的胡萝卜素、维生素 B_2、维生素 C等都具有一定的防癌、抗癌作用,尤其适宜于鼻咽癌、喉癌、肺癌患者食用。

5. 杏

适宜多种癌症患者食用。据研究,杏是维生素 B_{17} 含量最丰富的果品,而维生素 B_{17} 是较为有效的抗癌物质。

6. 葡萄

葡萄皮中含有的花青素和白藜芦醇都是天然抗氧化剂,可抑制癌细胞恶变,破坏白血病细胞的复制能力。

7. 葡萄柚

葡萄柚含有宝贵的天然维生素 P 和丰富的维生素 C 以及可溶性纤维素。维生素 P 可以增强皮肤及毛孔的功能,有利于皮肤保健和美容;维生素 C 参与人体胶原蛋白合成,促进抗体的生成,增强机体的解毒功能。

葡萄柚中含有能降低血液中胆固醇的天然果胶,是高血压和心血管疾病患者的较佳食疗水果。

8. 菠萝

中医认为菠萝有清热解暑、生津止渴、祛湿利尿功效。西医理论认为果肉中含有一种能分解蛋白质的酵素,能柔软肉质,消解血瘀,溶解血管中的纤维蛋白及血栓,改善局部的血液循环,消除炎症和水肿。对肾炎、高血压病患者有益,有利于产妇产后恢复。

9. 苹果

有用成分之一———多酚,能够抑制癌细胞的增殖,降低结肠癌的发病率。一项实验表明:老鼠被移植癌细胞后,食用苹果多酚水溶液,在生存率方面有较大提高。

10. 哈密瓜

《现代中国营养学》记载:哈密瓜、菠萝中含有较多的叶黄素与玉

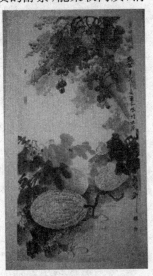

哈密瓜

米黄素,西瓜中含有的西红柿红素,都是抗氧化剂,能起到抗癌和防癌作用。

11. 核桃

(1)健脑　500 g 核桃的营养价值相当于 2 500 g 鸡蛋或 4 500 ml 牛奶。核桃中的蛋白质、赖氨酸对人的大脑很有益。因此,工作压力大而出现头晕、健忘、心悸等症状的人应多吃一些核桃。

(2)润肤　每天吃几个核桃,或者喝加有核桃的粥,坚持一段时间,会感到皮肤滋润细腻,对皮肤癌也有预防作用。

12. 橙子

(1)抗氧化防癌　一个中等大小的橙子可以提供人一天所需的维生素C,提高身体对细菌侵害的抵抗能力;清除体内对健康有害的自由基,抑制肿瘤细胞的生长。在水果中,柑橘类所含的抗氧化物质较高,包括 60 多种黄酮类和 17 种类胡萝卜素。黄酮类物质具有抗炎症、强化血管和抑制凝血作用,类胡萝卜素有很强的抗氧化功效。这些成分使橙子对多种癌症的发生有抑制作用。

(2)微量元素　橙子中还含有维生素 A、维生素 B_1、镁、锌、钙、铁、钾等矿物质,以及纤维和果胶等。对因微量元素缺乏抵抗力下降所引起的疾病有一定预防和治疗作用。

注　在食用水果时要根据个人的情况进行选择和适当搭配,并注意用法及用量。避免过量食用对身体和病情带来不利影响。

十、饮茶保健

饮茶治病相传自神农尝百草开始。早在很久以前,我们的祖先就已经知道采摘野茶煎汁治病,后来又发现饮茶可以增进人体健康,使茶逐步由药料变为饮料。三国时的名医华佗就曾说过"苦茶久食益思意"的话,饮茶的好处又被进一步认识。

明代顾元庆所著的《茶谱》一书中,对茶的功用则叙述得更为全面:"能止咳、消食除痰、少睡、利尿道、明目、除烦去腻"。

朱德在饮庐山茶时曾作饮茶歌一首:

> 庐山云雾茶,味浓性泼辣。
> 若得常年饮,延年益寿法。

目前茶叶是世界三大饮料之一,是当今人们科学生活、医疗、预防、保健、养生五位一体的重要物质和必需品。现代科学研究更发现茶叶可预防和治疗人体的多种疾病。

(一) 茶叶在生活医疗保健中的作用

1. 提神益思、解渴生津

茶叶中所含的咖啡碱能刺激人的中枢神经,使人兴奋,脑力劳动者一般都爱饮茶。盛夏季节,人的体温不易扩散,饮茶后则能出汗散热。据科学测定,一杯热茶使体内散发的热量相当于茶热量的 50 倍。茶叶中还含有糖类、果胶、氨基酸、微量元素等成分,能与口腔中的唾液起化学反应,滋润口腔,解热生津等。

2. 增进肾脏滤过排泄功能

饮茶能将对机体有害的铅、锌等金属及生物碱毒物分解,将香烟中的烟碱(即尼古丁沉淀)、食物中产生的亚硝酸盐中和,均经肾脏滤过排泄出体外。茶多酚还能解除植物性毒质,将凝固在水中的悬浮物沉淀,使人少受其害。

3. 预防癌症发生

据科学工作者研究,茶叶中的某些元素物质吸收后经过血液循环,对全身各部位的癌细胞都有抑制作用。每日三餐后饮一杯茶,能产生一定的预防细胞癌变效果。

4. 防治一些放射性元素对人体的伤害

茶叶中的儿茶素浓缩物和脂多糖类能中和锶 90 等放射性元素,将其排出体外。甚至可将深入骨髓的一些放射性元素缓慢中和排出。

(二) 茶叶的药用功效

中医学说:茶叶性苦味甘,入心肺胃肠,有明目、醒脑、消食、利尿、解毒、化瘀、除烦渴等功效。现代科学认为茶叶有兴奋中枢神经,降低血中胆固醇,防癌、降糖、利水、固齿等功能,可预防和治疗人体的多种疾病。

1. 茶叶的分类

茶叶大致可分为红茶、绿茶、黄茶、黑茶、白茶、青茶等六大类。一般来说,红茶偏温,绿茶偏凉。饮茶治病就是利用茶叶中的元素和性味作为调节机制,达到治病目的。

2. 茶叶的品种与功用

因茶叶名称较繁多,机制和功能亦较多为复杂,只能简要叙述。现就中国名茶及部分常见医疗茶的大致药用功效分别简述如下。

(1) 西湖龙井茶 生津止渴、提神益思、抗氧化。作用:兴奋、利尿、减肥、强心解痉、降低血脂、防止动脉硬化、抗毒抑菌、防龋齿、抑制癌细胞突变等。

(2) 洞庭碧螺春 增进思维、消除疲劳、强心、利尿、解痉、抗菌、减肥、抑制癌细胞,防治动脉硬化、心肌梗塞、支气管哮喘等。

(3)信阳毛尖 强身健体、生津解渴、清心明目、提神醒脑、去腻消食、抑制动脉粥样硬化和消除脉管痉挛,降低血压、血脂、血酸,防治坏血病,抵御放射性源,预防消化器官疾病,抗氧化、抑制黄曲霉素等致癌物质和癌细胞增生及转移等。

(4)君山银针 兴奋解倦、益思少睡、消食祛痰、解毒止渴、利尿明目、增加营养、抗毒杀菌、抗氧化、抗衰老、预防癌症等。

(5)武夷岩茶 ① 提高免疫力、抗衰老、防癌、抗癌;② 防治心血管病、降低血脂;③ 利尿消肿;④ 增强消化功能、保健牙齿;⑤ 防止眼病;⑥ 减肥美容;⑦ 止渴生津、清凉解毒;⑧ 兴奋中枢神经、消减疲劳;⑨ 消炎杀菌、抗病毒;⑩ 抗辐射等。

(6)安溪铁观音(红心铁观音、青心铁观音) 解毒、消食、清火、防癌、增智、美容减肥、抗衰老、防止动脉硬化和糖尿病等。

(7)黄山毛峰 ① 生浸解渴、益气清心;② 抗菌抗病毒;③ 升高白细胞,增加人体抵抗力;④ 止泻、调节体液的酸碱平衡;⑤ 除口腔异味;⑥ 保护牙齿;⑦ 防癌抗癌;⑧ 抗结核病等。

(8)都匀毛尖 提神醒脑、安神明目、止渴生津、清热解毒、消炎灭菌、祛风解表、止咳祛痰、消食消暑、解酒去腻、利水消肿、治痢通便、固齿防龋、胸闷心痛、降血压、降血脂、降血糖、疗疮治瘘、防辐射、防癌、抗突变、延年益寿。

(9)祁门红茶 ① 促进食欲;② 助胃肠消化;③ 利尿消水肿;④ 强心;⑤ 抗菌、抗病毒;⑥ 预防蛀牙;⑦ 防止食物中毒;⑧ 降血糖、降血压、降血脂;⑨ 延缓老化;⑩ 抗癌、抗辐射等。

(10)六安瓜片 ① 增进营养;② 抗衰老;③ 抗毒抑菌;④ 抗癌、防辐射;⑤ 降血脂;⑥ 减肥、美白;⑦ 防龋齿;⑧ 改善消化不良等。

(11) 庐山云雾茶 ① 清热降火;② 杀菌抗毒;③ 抗衰老; ④ 防癌症;⑤ 防治糖尿病、龋齿;⑥ 减肥健美;⑦ 消食止痢等。

(12) 竹叶青 解渴消暑、生津止渴、清热解毒、化痰消炎、明目消肿、排毒利尿、痛经闭经、养肾气、止霍乱、生毛发,治疗痔疮、痢疾、眼、咽肿痛等。

(13) 红茶 温中利湿、降脂、活血补血。

(14) 绿茶 清热解暑、美白皮肤、防癌,减少药物毒副作用。

(15) 菊花茶 消炎、降火、降压、利尿。

(16) 决明茶 明目、清血液、降血脂。

(17) 杨桃茶 退火、止咳、化痰。

(18) 葡萄干茶 强精、补血、补脑、固齿。

(19) 姜母茶 去风发汗、开脾胃。

(20) 紫罗兰 排毒养颜、降脂减肥。

(21) 辛夷花 清肝降火、排毒养颜、消暑止渴、降压减肥。

(22) 枸杞茶 退肝火明目、补肾气、壮腰膝。

(23) 乌龙茶 减肥美容、降低胆固醇。

(24) 云南沱茶 减肥美容、降低胆固醇、抗衰老等。

(25) 蜂蜜茶 滋养、润燥、通便、解毒、止痛。

(26) 黑豆茶 益肾、解毒、提神、化痰、止咳。

(27) 红巧梅 降火消炎、排毒养颜、延缓衰老,预防内分泌紊乱引起的黄褐色素斑等。

(28) 杜鹃花 降低血脂、血压,止咳定喘、滋润养颜。

(29) 银杏茶 活血通络、软化血管、降低血脂,预防脑血管疾病。

（30）人参花　安神醒脑、清热解毒、润肺清火。

（31）胶股蓝　清热解毒、降血脂（以降胆固醇为主）、防癌。

（32）百里香　止咳、祛痰、支气管炎、哮喘。

（33）芙蓉花　滋润养颜、护肤美容。

（34）金银花　清热凉血、解毒散痛，治疗面部及周身疮疖等。

（35）熏衣草　去疤美容、调解神经，适宜女性和心脏病患者饮用。

（36）雪丽花　清肝降火、理气健胃、解热排毒、强肾壮骨。

（37）柑橙花　增强血管致密性，治疗失眠、焦虑和神经衰弱症。

（38）莎波力　调整消化系统、醒酒醒脑，适宜男性饮用。

（39）野菊花　性寒、味甘苦、降血压、明目、抗病毒、去风湿。

（40）牡丹花　镇痛、止咳、止泄，促进血液循环，预防高血压等。

（41）莲心茶　清心热、降肝火、调节内分泌、排毒养颜。

（42）茉莉花　改善昏睡及焦虑，对慢性胃病、月经失调亦有功效。

（43）矢车菊　帮助消化，缓解风湿疼痛，有助于治疗胃痛、支气管炎。

（44）灯笼花　肾亏、肾虚引起腰腿酸痛、四肢痉挛、肾阳萎弱等。

（45）桂花　止咳化痰、养心润肺、口干舌燥、腹胀、肠胃不适。

（46）金盏花　消炎、杀菌、利尿、退热，促进血液循环，缓解月经痛、重感冒等。

（47）玉蝴蝶　美白肌肤、降压减肥、促进机体新陈代谢，延缓细胞衰老，提高免疫力。

（48）菩提花　防止皮肤老化、消除黑色素斑，治疗慢性失眠、神经衰弱和流行性感冒等。

（49）洛神花　清热解渴、清心降火、止咳、降血压，消除疲劳，改善体质。

（50）藏红花　养血补血、生津益气、排毒养颜、理气健胃，治疗脱发和妇科疾病等。

（51）夜来香　有祛痰、抗感染、杀菌功效。增强记忆力，降低胆固醇。

（52）金莲花　清热解毒、养肝明目、提神健胃，治疗口腔炎、咽炎、扁桃体炎等。

（53）甘菊花　明目、退肝火、提神，增强记忆力，降低血压和胆固醇。

（54）百合花　富含蛋白质、淀粉及糖、磷、铁等多种微量元素，有安心益智、润肺止咳等。

（55）绿豆茶　解暑、退火、润燥、解毒、利尿。

（56）康乃馨　美容养颜、安神止渴、清心明目、消炎除烦、生津润喉，可治疗头痛、牙痛。

（57）蓝葵锦　益肝脏、通经络、消除眼睛疲劳，对呼吸道有温和保养效果，可治疗感冒、喉痛、咳嗽。

（58）薄荷叶　有增强体力、镇静、助消化、防口臭、驱风邪、治头痛，适合混合在各种花草茶里饮用。

（59）千日红　内含人体所需氨基酸、维生素C、维生素E及多种微量元素，有清肝明目、止咳定喘、降压排毒、美容养颜等功效。

（60）玫瑰花茶　滋润养颜、护肤美容、活血、保护肝脏、消除疲劳、促进血液循环,可治疗慢性胃炎及肝炎,较适宜女性饮用。

（61）大麦茶　去湿、止痒、回乳等。

（62）印度红茶　舒筋活血、降血压、降血脂。

（63）勿忘我　清热解毒、清心明目、滋阴补肾、养颜美容、补血养血,促经机体新陈代谢,延缓细胞衰老,提高免疫能力。

（64）黄芽茶　清热解毒,生津止渴,提神,利水。

（65）黄寿丹茶　镇静安神、消炎清热、消食理气、利水减肥,清除人体有害物质。抗细菌病毒、抗疲劳、抗氧化、抗辐射、抗癌瘤、抗衰老等。

（三）饮茶歌

饮茶歌诀要牢记,防病健身有利益。

姜茶感冒和痢疾,糖茶亦能和脾胃。

菊花茶饮眼明亮,乌梅茶可解暑伤。

饭后饮茶助消食,酒后饮茶解醉乡。

午后饮茶增精神,晚上饮茶梦难寐。

餐后宜用茶漱口,洁齿去垢除异味。

空腹不宜将茶用,隔夜斟茶理应废。

不宜用茶来服药,防止综合疗效退。

茶水太烫伤胃肠,饮茶过量人瘦黄。

常年饮茶能健齿,去脂减肥一疗方。

老少饮茶宜清淡,清热化食止泻良。

饮茶宜需细品尝,适当饮茶保健康。

（四）保健茶的配制方法

1. 红奶茶

（1）制法　红茶加水烧开，另将牛奶煮沸与茶水相合，加食盐少许，即可饮用。

（2）功能　皮肤光泽美白。

2. 鱼腹茶

（1）制法　绿茶加入鲜鲫鱼腹中，清蒸，不加盐食用。

（2）功能　止渴、补虚。对糖尿病患者十分有益。

3. 梨冰茶

（1）制法　茶叶、梨皮加冰糖同泡饮服。

（2）功能　健胃润肺，可治疗咳嗽哮喘。对嗓子有良好保养作用。

4. 山楂茶

（1）制法　茶叶与山楂同泡。

（2）功能　破淤血、助消化、止泻痢和解毒化痰等。

5. 香蕉茶

（1）制法　茶叶与切碎香蕉皮加蜜糖同泡饮用。

（2）功能　对高血压、动脉硬化、冠心病等有明显疗效。

6. 菠萝茶

（1）制法　以菠萝汁冲入茶中饮用。

（2）功能　治疗暑伤、支气管炎、低血压、眩晕、手足无力等。

7. 姜片茶

（1）制法　生姜 10 g 切片、茶叶 10 g，加水约 200 ml 煮沸后温饮。每日 1 剂。

（2）功能　温中健胃，化湿止痢。用于腹痛腹泻、久痢不止。

8. 桑菊竹叶茶

（1）制法　桑叶、菊花各 5 g，苦竹叶、白茅根各 30 g，白糖 20 g。前四药共放入杯中浸泡 10 分钟，或在火上煎煮 5 分钟，入糖即可饮用。

（2）功能　清热散风、解表，用于恶寒发热、头痛、全身酸痛、局部红肿等。

9. 萝卜茶

（1）制法　① 白萝卜 100 g，茶叶 5 g，食盐少许。开水中泡 5 分钟取汁，或在火上煎煮 5 分钟，入糖即可饮用；② 生姜 10 g 切片，白萝卜切片锅中煮烂取汁加盐少许，和茶水一齐即可。不拘时温服。

（2）功能　清热化痰，理气开胃。用于肺热咳嗽痰多，食欲不振等。

10. 止泻茶

（1）制法　四川绿茶，金银花各 9 g，牡瑰花、陈皮各 6 g，茉莉花、甘草各 3 g。上药用沸水浸泡，加盖 15 分钟即可。每日 3 次。

（2）功能　消炎抗菌、清热解毒、收敛固肠、理气止痛、消食止血、强心利尿，用于急慢性肠炎、消化不良、细菌性痢疾等。

11. 红枣养血茶

（1）制法　红枣 10 枚，茶叶 5 g，白糖 10 g。红枣加水与白糖共煎至红枣烂。将茶水汁与红枣汤和均即可饮用。每日 1 剂，不拘时温服。

（2）功能　补精养血、健脾和胃，用于久病体虚、贫血及维生素缺乏症等。

12. 润肺止咳茶

（1）制法　玄参、麦冬各 60 g，乌梅 25 g，桔梗 30 g，甘草 15 g。上药共碾末分装，每袋 15 克。白开水冲泡代茶饮用，每次 1 袋，每日 2 次。

（2）功能　养阴润肺，咳嗽咯血。用于阴虚内热、津枯口渴、干咳痰少、声音嘶哑等。

13. 保健茶

（1）配制　丹参、何首乌、白沙参各 5 g，白糖适量。上药共加水适量煎至 800 ml。每日 1 剂，分 3 次服用。

（2）功能　补肾养胃、生津填精、活血通络、养心减肥、抗衰老。用于肺肾阴虚，高血脂和血液黏稠度增高等中老年患者。久服延年益寿。

十一、药酒保健

饮酒约有几千年历史了。有人一生爱饮酒，古有"杜康造酒醉刘林，李白醉酒诗百篇"的说法；而后人均认为不应经常贪杯酒醉。据说以上两个爱贪杯醉酒人，他们的后代多为庸者。曾见不少饭店门前对联："味美招来云中客，酒香引出洞中仙"，说明酒有很大市场。从现代科学的角度上来看，适当饮酒对机体是有好处的。古今曾有的医学家和养生专家提倡用有关药材和酒配成药酒，效果更佳。

（一）药酒的制作方法

现介绍几种医疗保健类药酒的制作方法，主要分为浸泡法和酿制法两种。

1. 浸泡法

(1) 冷浸泡法 先将药材干净后,用温开水浸泡适当时间。将药材捞出粉碎置绢袋内或切成薄片。置容器内,放入白酒,药浸酒中。密封浸泡一定时间,一般 10～20 天,冬天时间长一些,夏天时间短一些,每天摇动几次。

(2) 温浸泡法 将药材置于酒中煨炖加热,密封备用。此法有加速药材有效成分溶出和急需服用优点。

2. 酿制法

将药材煮取汁液或碾为细末,同糯米饭去末发酵制成。滤取酒质,即可饮用。

(1) 红花酒

1) 配制与用法:红花 50 g,冰糖 100 g,蜂蜜 100 g,白酒 1 000 ml。上药与酒共泡 6 个月即可,每日 2 次,每次 20 ml。

2) 功能与主治:气血不足、四肢寒冷、脱发、痛经、月经不调和男性血液循环不良等。

(2) 陈皮酒

1) 配制与用法:陈皮 30 g,白酒适量。陈皮洗净切碎,与酒共泡密封 7 天即可。适量随饮。

2) 功能与主治:止咳化痰、理气和胃。用于风寒咳嗽、食欲不振等。

(3) 黄杏酒

1) 配制与用法:黄杏 500 g,白酒 1 000 ml。黄杏半切开去籽,加冰糖浸泡 3 个月后捞出杏糟,继续再置放 1～2 个月,杏酒即成。若置 1 年,酒味更浓佳。如成熟与未成熟杏各一半更好。每日 2 次,每次 20 ml。

2）功能与主治：止咳化痰、消除疲劳、增进食欲等。

（4）枸杞酒

1）配制与用法：枸杞 150 g，冰糖 100 g，白酒 1 000 ml。以上原料与酒共泡 6 个月后可饮用。每日 2 次，每次 20 ml。

2）功能与主治：益心壮阳、明目防衰。用于体质虚弱、精神不振、补肾护肝和促进肝细胞再生等。

（5）金橘酒

1）配制与用法：金橘 600 g，冰糖 200 g，白酒 1 000 ml。以上原料与酒共泡 2 个月后捞出金橘，可饮用。每日 2 次，每次 20 ml。

2）功能与主治：感冒咳嗽、化痰健胃、消除疲劳等。

（6）芦荟酒

1）配制与用法：芦荟 500 g，蜂蜜 50 g，白酒 1 000 ml。将芦荟切碎，加入蜂蜜白酒。密封使之发酵，2 个月后过滤即可饮用。每日 2 次，每次 20 ml。

2）功能与主治：调节胃肠功能，改善体质。用于高血压和血压过低、习惯性便秘等。

（7）杜仲酒

1）配制与用法：杜仲 30 g，白酒 500 ml。将杜仲切碎放入白酒中浸泡 10 天即可饮用。每日 2 次，每次 10～20 ml。

2）功能与主治：补肝肾、强腰膝、降血压。适用于肾虚腰痛、高血压症等。

（8）当归红枣酒

1）配制与用法：当归 40 g，香附 30 g，红花 15 g，大枣 30 g，甘草 15 g，冰糖 100 g，白酒 1 000 ml。将上药放入白酒中浸泡 3 个月即可。每日 2 次，每次 10～20 ml。

2）功能与主治：补气血、活血、镇静安神、消除疲劳。适用于气血两亏、痛经及月经不调等。

（9）无花果酒

1）配制与用法：无花果 100 g，柠檬 2 个，蜂蜜适量，白酒 1 000 ml；无花果去皮一破两半；柠檬去皮加蜂蜜 1 杯。浸泡 1 月后从酒中捞出柠檬，把酒过滤，即可开始饮用。

2）功能与主治：健胃理肠、消除疲劳、降血压，防治贫血、便秘等。

（10）鹿茸虫草酒

1）配制与用法：鹿茸 15 g，冬虫夏草 10 g，天冬 6 g，白酒 1 000 ml。上药前三味加工碾细，置布袋与容器内，加入白酒，密封。经常震荡，浸泡 15 天去渣即成。每日 2 次，每次 10～15 ml。

2）功能与主治：补肾壮阳，养肺填精。用于病后虚弱、疲倦无力、阳痿、腰酸、咳嗽等。

（11）加味养生酒

1）配制与用法：枸杞 60 g，牛膝 60 g，山茱萸 60 g，桑寄生 120 g，五加皮 120 g，杜仲 60 g，桂圆肉 240 g，菊花 60 g，木瓜 30 g，白芍 60 g，当归 30 g，桂枝 9 g，白酒 10 000 ml（10 kg）。以上前 12 味加工细，入布袋置容器中，加白酒，密封，浸泡 15 天后去渣，即可饮用。每日 2 次，每次 15～20 ml。

2）功能与主治：补肝肾、益精血、祛风湿、强筋骨。用于腰膝酸痛、四肢麻木、头昏目眩、风湿痹痛等。

（12）独参酒

1）配制与用法：人参 60 g、白酒 500 ml，人参砸裂或切片均可，加入白酒密封。经常震荡，浸泡 30 天即可。每日 2 次，每次 15～20 ml。

2) 功能与主治：补气、壮阳。用于气虚软弱，虚脱休克，病后虚弱、疲倦无力、四肢冷凉等。每日 2 次，每次 10～20 ml。

注 其他还有动物类制酒，如蛇类、虎骨、豹骨等。根据国家保护动物、平衡生态环境等政策，现就不再介绍动物类制酒法。

(二) 中药保健歌

中药保健自古传，枸杞补身还童年。
五味提神又保肝，健脾益气有淮山。
当归补血又通脉，人参扶元把气转。
白术利湿脾胃健，山楂降脂血压缓。
返老还童黄精有，首乌黑发又延年。
滋补肝肾见川断，灵芝亦可寿命延。
泽泻可将血脂降，鹿茸又把精血添。
蜂蜜润肺能解毒，大枣益气脾胃健。
甘草和味毒性减，菊花明目治头眼。
红花丹参能活血，三七疗损祛瘀散。
女贞说能将阴还，麦冬生津除虚烦。
阿胶止血补血源，杜仲补肾筋骨坚。
青木香降高血压，茯苓利水治失眠。
保健之道记心间，抗衰防老寿延年。

第四章

养生篇

　　中国历来重视养生保健,如果从春秋战国成书的《黄帝内经》算起,到现在已两千多年了。中国的养生保健学说不断积累经验和发展为系统理论,对人类的生长发育、防病治病、健康长寿有着重大而深远的影响。

一、养生歌

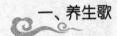

　　　　　人生苦寿短,孜孜求永年。
　　　　　秦皇觅妙药,汉武练灵丹。
　　　　　盘古开天地,谁见活神仙?
　　　　　生老与病死,规律亦自然。
　　　　　不老虽无方,养生可寿添。
　　　　　要知养生道,先学辨证观。
　　　　　内因和外因,二者皆关键。
　　　　　预防和治疗,防患于未然。
　　　　　治标和治本,因果紧相连。
　　　　　运动和静养,两项不可偏。
　　　　　食疗和药疗,互补功效显。
　　　　　生理和心理,都要重保健。

博学多高寿，适时多建安。

此首养生歌，请君多指点。

二、起居养生

我国历代养生家均认为起居有常，养生有道。《黄帝内经》："饮食有节，不要作劳。而尽终其天年，度百岁乃去。"并在作息时间说"春季早睡早起，广布于庭。夏季夜卧早起，无厌于日。秋季早卧早起，于鸡俱兴。冬季早卧晚起，必待阳光"。现代观点研究表明，凡长寿者大多有规律的生活习惯，顺人体生物钟规律生活、工作、起居。

（一）起

古人有闻鸡起舞典故。早睡早起有宜吐故纳新，但起床时间不必强求统一，可根据个人的具体情况而定。一般春天 5 点半起床，夏天 5 点起床，秋天 5 点半至 6 点起床，冬天 6 点半起床。若中午睡眠从午后 1 点开始，2 点以前起床。

有人提倡应如下安排：

⊙ 每天睡眠 7～8 小时。

⊙ 晨起温凉水洗脸，晚上泡脚水温以 40～45℃为宜。沐浴水温 37～38℃，与人体正常体温接近。

⊙ 按时吃饭。

⊙ 每餐饭间不宜吃零食。

⊙ 不吸烟，少饮酒。

⊙ 饭后 3 分钟刷牙或漱口。

⊙ 注意控制体重。

⊙ 保持良好心情。

⊙ 有规律的锻炼。

⊙ 我国中老年人生活保健经验知多少歌：

少烟多茶，少酒多水。少盐多醋，少糖多果。
少肉多菜，少荤多素。少药多练，少食多嚼。
少怒多笑，少烦多眠。少欲多储，少说多做。
少车多步，少逸多劳。少取多施，少恶多好。

(二) 居

居住和居室的面积、环境、高度、温度、湿度、通风、阳光等均与健康有关系。历代养生家均论述：住宅最好面朝南方，明暗适中，光线适宜，阳光充足。有条件可选择依山傍水，环境优雅清洁，令人神清气爽，心旷神怡，有利于健康防病。

1. 居室要求

要做到"十要十不要"

（1）要环境安静，不要有噪声　环境安静是保证人们学习、工作、休息的重要条件；人们经常生活在噪声中，对听力神经均有害。

（2）要地面干燥，不要地面潮湿　干燥的地面使人感到舒适安静；潮湿地面易滋生细菌，诱发风湿性关节炎等。

（3）居室采光要好，不要封闭阳台　光线好使人心胸宽畅；照明不够易使人委靡、疲倦。

（4）要经常开窗透气，不要空气污浊　保持空气新鲜，使人精神愉快，情绪良好，预防疾病；污浊空气中的二氧化碳、一氧化碳、二氧化硫等均对人体有害。

（5）室内陈设要简便实用，不要乱摆杂物　摆设整齐有序，可悬挂摆设自己喜爱的艺术品；杂物易释放有害气体，对人体不利或使人心情烦躁。

（6）要室内温度适宜，不要温度过高　冬天温暖舒适，夏天清凉爽快，一般室温以16～20℃为宜；温度过高易使人散热不良，引起体温升高，血管扩张，脉搏增快，易产生头昏、中暑等。

（7）要室内湿度适中，不要湿度过大　一般以50％为宜，夏天不大于60％，冬天不低于30％；夏天湿度过大会使人体散热减慢，冬天湿度过大会使人体散热传导加速。

（8）要配备适宜灯光，不要灯光照明过多　一般卧室采用乳白色吸顶灯。床头上方安装茶色玻璃灯，床头放置带罩台灯，餐厅、厨房采用黄色荧光灯，书房可用带罩调光白织灯；灯光照明过多易造成眼疲劳和影响钙吸收，干扰生物钟运转和患现代照明病。

（9）要绿化居室，不要绿化太多　居室绿化可增加情趣、净化空气；花草在阳光作用下，吸收二氧化碳，释放氧气；改善室内微小环境，如丁香花、茉莉花、米兰、桂花、月季、玫瑰等能散发具有杀菌作用的挥发油；消毒空气，丁香花散发出丁香酚，有杀菌、镇静、止牙痛作用；花草夜间不能进行光合作用，它与人一样吸取氧气，释放二氧化碳，与人竞争氧气和氧负离子，有害人体健康，因此，不要绿化太多。

（10）要居室内配置健康，不要化学合成材料太多　以纯木、纯棉、陶瓷及丝织品为宜；化学合成材料如纤维、地板革、有机涂料等均可释放有害化学气体，甲醛还有致畸、致癌作用。

2. 居室颜色的选择

要根据自己的具体情况选择居室的颜色。

（1）红色　温暖、热情、精神振奋，易使人血压升高，多用于吉祥喜庆。

（2）绿色　减少阳光反射，使人感到清新凉爽，安静舒适，青春年少，皮肤温度降低，心脏负担减轻，对慢性眼病治疗有好处。

（3）黄色　使人感到和谐、欣慰、安静、亲切。

（4）白色　使人安静舒适、清洁优雅、心情放宽、安逸感，有利于健康恢复。

（5）黑色　使人庄重、肃静、沉重、悲哀。

（三）起居养生歌

欲求健康身体好，起居养生有诀窍。

黎明即起庭院扫，散步慢跑做做操。

踢腿甩臂太极拳，何必苦把仙方找。

一日三餐有定时，饮食有节勿过饱。

素食为主少荤肉，平衡膳食寿自高。

少量饮酒烟戒掉，防病防害防感冒。

远眺眨目做眼操，不要躺着看书报。

衣着洁净风度雅，勿以衣价论低高。

随着季节调整衣，保暖亦勤换衣着。

增减衣服随气候，被褥长晒勤洗澡。

春暖不要忙减衣，秋凉勿早增衣帽。

作息有序莫过劳，疲劳过度超消耗。

安闲好逸气血滞，体弱多病易早夭。

少车多步勤锻炼，散步慢跑通脉铬。

定时排便勿憋尿，二便通畅疾病少。

环境幽静忌宣闹,阳光充足较需要。
屋内有鱼又有花,开窗通风空气好。
室添高雅何须大,温馨舒适我家道。

三、伴侣养生

"海内存知己,天涯若比邻。"
"但愿人长久,千里共婵娟。"

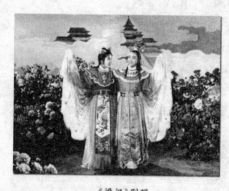

《梁祝》剧照

古往今来男女结为夫妻,互敬互爱,白头偕老,凝结出许多可歌可泣的美丽的传说,谱写出无数壮丽诗篇。如梁山伯与祝英台生前相爱未能结成夫妻,梁山伯死后,祝英台到坟前祭坟时,坟墓突然裂开,祝英台纵身钻进坟墓里,二人化为彩蝶双双相伴飞舞在人间。人们千古说唱:"千年万代分不开,梁山伯与祝英台。"大千世界不但是人类,动物大多也成双成对,就连植物也常有成双成对而生现象。

本人在写这本书时,特去看了看国家文化名城——古城寿县,即战国时的楚国后期国都——郢都,后周大将赵匡胤"困南唐"就是困在该城。城内西街文化馆内孔庙大成殿前,有两棵银杏树历经千余年,至今仍枝叶茂盛。人们都说:二树一公一母,每年两树都开花,母树结果,公树不结,历来一直称它为夫妻树。

　　我国建立一夫一妻制,要求男女平等,互敬互爱,互相学习,互相帮助,互相尊重。一对夫妇能携手走过漫长的人生道路,从铜婚岁月—银婚岁月—金婚岁月—金刚石婚岁月。有人说:30年夫妻不但性格习惯相像,就连面貌也有些相像之处。说明人生要拥有一个幸福伴侣,和睦相处,对爱情忠贞不渝,白头偕老,对健康长寿影响深远。据调查:凡是健康长寿者大多是夫妻和睦相处者,而那些独身者或半途伤偶者,夫妻生活不正常和离婚独居者,男性易患神经衰弱和精神异常,女性易患精神分裂症或妇科病等。正常的夫妻生活对精神、心情的调节,对学习工作、防病治病以及健康长寿都有重大意义。不但年轻人、中年人,就是老年人也应该追求自己的爱情和幸福。俗话说:"少来夫妻老来伴。"夫唱妻随,携手同进,才是人生的幸福伴侣。

　　传说战国时期的范蠡与西施帮助越王勾践,兴越灭吴后,淡泊名利,功成隐退。二人隐居在太湖岸边。夫妻和睦,白头偕老,寿八十余岁。这在当时实属高寿了。远的不说,就拿本人所在的医院,有位老中医,夫妻同龄,结婚七十余年,一辈子夫妻和睦相处,相敬如宾,白头偕老。男老中医九十余岁病故后的第3天,也就是52小时后,妻亦去世,同时双棺椁出门,同葬一穴。周围人对这对老夫妻赞叹曰:夫妻来也同行,去也同路……

　　展望未来,随着人类文明的进步,科学文化的提高,人生伴侣会越来越幸福,越来越健康长寿。天下"有情人终成伴侣,伴侣都健康长寿"。

(一) 伴侣歌

人生多伴侣,心心皆映在。

情深与意长,轻松又愉快。

互信和互勉,互敬亦互爱。

互助也互让,齐心向未来。

在天比翼鸟,人间并蒂开。

* * * *

夫妻和睦年,携手一同玄。

寒暖患与共,和谐情照丹。

贫富仍相依,夫唱妻和缘。

忠贞不渝异,白头偕老颜。

千古过路客,后人一美谈。

(二)夫妻生活与养生

1. 夫妻生活的和谐

在现代文明社会中,伴侣关系的道德规范是遵循恋爱、结婚、过夫妻生活的规律。夫妻生活的美满、幸福、和谐对保健养生有着重大意义。据现代科学研究,结婚后的夫妻性生活既不能过分抑制,也不宜肆意放纵,一般每周 2 次为宜,但应以个体差异和年龄差异而异。据古代医学家和养生家所著《玉房秘诀》书籍中写道:"人有强弱,年有老壮,各随气力,不欲强求,强求即有所损。"大致意思是男子 20 岁体强者 2 日 1 次,弱者 3 日 1 次;30 岁体强者 3 日 1 次,弱者 4 日 1 次;40 岁体强者 4 日 1 次,弱者 6 日 1 次;50 岁体强者 5 日 1 次,弱者 10 日 1 次;60 岁强者 15 日 1 次,弱者 25 日 1 次;70 岁强者 30 日 1 次,弱者可免也。古人的认识可供现代人在保健养生中参考。

2. 夫妻生活道德十注意

(1)清晨注意　一日之计在于晨。清晨如果得不到充分休息,一整天都会感到头昏脑胀,四肢无力,工作和学习都提不起精神。但在晚间的 12 时以前过夫妻生活，即可宁静入睡，又符合生物钟节律，对身体有益无害。古代养生家曾提出"晨酒晚茶黎明色"的戒律。

（2）情绪异常注意　中医所谓的"七情"是指喜、怒、忧、思、悲、恐、惊。在中西医结合观点看来，人在意外的精神刺激时七情剧烈变化，造成机体内分泌紊乱，脏腑功能失调，此时过夫妻生活有碍身体健康。

（3）疲劳时注意　人的疲劳有体力和脑力两方面的含义，如连续写作、计算、复习、思考，会导致大脑疲劳。高强度体力劳动，如体育竞技、长途跋涉等，使人体力骤减，处于疲劳状态，此时过夫妻生活易诱发各种疾病。

（4）酒后注意　古人的《上古天真论》说："以酒为浆，以妄为常，醉以入房……逆于生乐，起居无节，故半百而衰也。"现代科学研究证明酒后夫妻生活对身体健康影响较大，可引起器官功能过早退化，而且对下一代极为不利，特别是希望妊娠的夫妇。因酒精能抑制生殖细胞活力，使染色体结构数目发生变化。世界卫生组织对欧洲一些国家一部分痴呆、畸形儿进行调查，发现他们的父母大都在 7～8 月份收摘葡萄酿酒时结婚的。

（5）无欲注意　和谐的夫妻生活才能对身心健康有益；反之，如勉为其难，必将造成另一方心理反感，影响夫妻和睦。

（6）病期康复期注意　人患病时无论精力和体力都明显下降，特别是传染病。此时过夫妻生活不但不利于疾病康复，而且加重病情，还会引起疾病传染和交叉感染。病后体质虚弱，需静心休养复原；反之，轻者病复发，重者可发生生命危险。

（7）经期注意　女性月经期，子宫内膜充血脱落，子宫口开放，阴道酸碱度被经血冲淡，对细菌防御能力下降。此时过夫妻生活,不但会加重子宫阴道充血,还会诱发阴道炎、子宫内膜炎、宫颈炎、盆腔炎和泌尿道感染等。

(8) 孕期注意　怀孕 2 个月后易致流产。分娩前 2～3 个月过夫妻生活不但会引起女方生殖器官感染,还可致早产、胎死腹中,甚至给孕妇带来生命危险。

(9) 产后注意　分娩后阴道、子宫内膜、胎儿脱离处都处于损伤状态。此时过夫妻生活会诱发产褥感染,甚至危及到产妇生命。一般以休息 40 天左右为宜。

(10) 婚外者注意　"一夫一妻"符合生理卫生和道德要求,反之会传染疾病。新中国成立后,建立"一夫一妻"制,提倡夫妻双方互敬互爱,相互尊重。个人理解也就包含着相互忠诚。古往今来夫妻忠贞不渝的人屡屡皆是。

 牛郎织女的故事

农历七月七日是民间流传牛郎与织女天上鹊桥相会的日子,也是中国的情人节。据传说西周时齐地(今山东一带)有一贫苦人家,父母早丧,幼弟依兄嫂度日,每日出外牧牛,人们都把他叫作"牛郎"。他牵着一条老黄牛在一片荒山下结茅而居,牧牛垦荒。老黄牛有感于小主人牛郎对它的饲养和爱护,在一天夜间托梦给牛郎,要他在第二天清晨天未明时到山间湖畔,趁仙女们戏水时,取走一件仙女挂在树上的衣衫,头也不回地跑回家来,便会获得一位美丽的仙女为妻。

牛郎翻山越岭,在晓雾弥漫中,果然瞥见七个云鬓花颜绝色美女在湖中嬉戏。即抱起矮树上一件粉红衣衫,飞奔而回。这个被抢走衣衫而无法返回天庭的仙女就是织女。当天夜里,她趁着夜幕的掩护轻敲开牛郎的柴扉,二人一见钟情,结为夫妻。时光荏苒,眨眼三年,织女已为牛郎生了一男一女两个孩子,老黄牛死去,留下的一对牛角挂在墙上。织女私自偷下凡间的事被天帝知道,天兵天将把她拘回天宫时,一对小儿女惊天动地地哭喊要妈妈,牛郎肝肠寸断,抱着牛角痛哭。突然两只牛角竟变成两只箩筐,牛郎把两个孩子放入箩筐中,一肩挑起去追寻娇妻,两只箩筐像两只翅膀飘飞在霄汉中。牛郎眼看就要赶上前面娇妻时,却被王母娘娘拔下头上的金钗,在牛郎与织女之间划出一条波涛汹涌、白浪滔天的天河。从此一个河东,一个在河西,遥遥相望,却无法相见。

鹊鸟同情牛郎与织女的情真意挚,每年七月七日,群集天河上,口尾相衔,搭起一座鹊桥,让牛郎织女在鹊桥上相会。据说七夕过后,鹊鸟的头上羽毛都会脱掉一片,就是为搭天桥的缘故。

杜甫《银河诗》:

“牛女年年渡,何曾风波生?”

（唐）权德舆:

今日云骈渡鹊桥,应非脉脉与迢迢。
家人竟喜开妆镜,月下穿针拜九霄。

 孟姜女的传说

相传说秦朝时有一户姓孟的人家,有一爱女取名孟姜女（有说葫芦结子生孟姜实在离谱）。她聪明伶俐,能弹琴、做诗、绘画。老两口把她当成掌上明珠。秦始皇修长城到处抓夫,有一个叫万喜良的书生公子逃躲到孟家。老两口就招他为婿,成亲不到三天,万喜良就被抓走修长城去了。此去是凶多吉少,音信全无。天气凉了,孟姜女连夜为丈夫赶做好棉衣,就一直向正北走去长城给丈夫送寒衣。她想,就是到天涯海角也要找到丈夫。乌鸦同情孟姜女的遭遇,在前面时飞时落地引路,一直把孟姜女引到长城（传说白颈乌鸦脖子上的一圈子白色羽毛就是孟姜女用纺棉纱条栓的记号）。孟姜女历尽千辛万苦到了修长城的地方。不知打听了多少人,最后才知道万喜良早就累饿而死,埋在长城里。孟姜女悲痛欲绝,手拍长城放声痛哭,只哭得天昏地暗,日月无光,寒风悲号。忽然"哗啦啦"一声巨响,长城像天崩地裂一下倒塌了一大段（也有传说倒了八百里）,露出了一堆堆白骨。她记起了小时候听母亲讲过滴血认亲的故事:她咬破手指逐个滴血认尸。她又仔细辨认破烂的衣扣,认出了丈夫的尸骨。孟姜女守着尸骨哭得死去活来。这时秦始皇带着大队人马巡察边墙从这里路过。见孟姜女年轻美貌,就要纳她为妾。孟姜女想到丈夫的怨仇未报,强忍悲愤,要秦始皇答应她三件事。

第一件:要给她丈夫用檀木棺椁装殓,修坟立碑。

第二件:要秦始皇给丈夫披麻戴孝,率文武百官哭灵送葬。

第三件:我要观大海一天。

秦始皇依了这三件,发丧完毕,孟姜女纵身跳到海里去了。

孟姜女不畏权势,不为荣华富贵所诱惑,对爱情忠贞不渝,为人们千古传颂。

后人赞道:

才貌双全女孟姜，喜结良缘万喜良。
时遇昏君秦始皇，棒打鸳鸯各一方。
范郎修筑边城死，孟女哭倒长城墙。
忠贞烈女性刚毅，纵然全节跳海江。

儿女与养生

中国有首古语："国正天兴顺，官清民自安。妻贤夫祸少，子孝父心宽。"夫妻与儿女之间对保健养生有着重大意义。古往今来，无论是传说还是小说，无论评书还是戏剧，父母喋血教子，子女健康成长、忠孝双全等的例子无数。夫妻与儿女之间各家的情况和体会亦各有不同，我这里亦不必再讲了。下面附本人收藏的一个普通家庭夫妻与儿女三十年间的几张照片，供读者自理论。

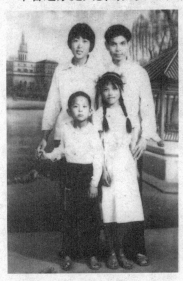

1972 年合影

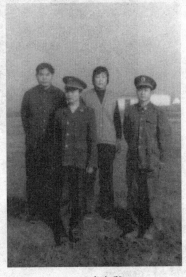

1996 年合影

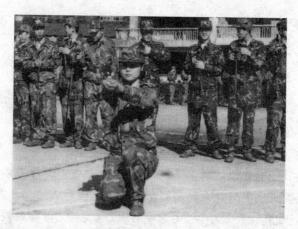

大学毕业从戎(女：前一)

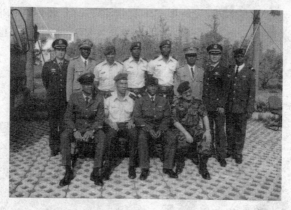

异国留学(儿：左后一)

四、运动养生

人常说："生命在于运动。"运动对人的全身组织器官都有一定的保健作用。

(一) 运动意义

(1) 增加肌肉耗氧量 运动可使肌肉发达,关节灵活,防止和减少肌肉生理萎缩。

(2) 增强心肺功能 增加冠状动脉血流量,改善心肌营养,有利于肺部吐故纳新。

(3) 调节神经功能 使人大脑思维敏捷,反应灵敏,精力旺盛。

(4) 稳定血压,降低血脂 减少胆固醇合成,延缓动脉硬化,防止高血压、糖尿病发生。

(二) 运动方法与运动量

(1) 运动方法 应根据个人爱好与年龄及身体状况,选择不同方式,如散步、跑步、爬山、游泳、做体操、打太极拳、练武术等。

(2) 运动量

1) 运动量过大,易于疲劳,对机体产生慢性伤害,免疫力降低,增加心脏负担,甚至猝死。国外有人对运动员心脏进行研究,发现心脏体积增大 30%,横径增大 57%,其中左心室增大 45%,右心室增大 11%。此外,还有心律失常和传导阻滞等。

2) 运动量太小,得不到锻炼目的。研究表明:那些以静养和适当运动的人,往往较健康长寿。

(3) 运动量与脉搏测量 早晨静止情况下测每分钟脉搏次数。经锻炼后第 3 天起床时再测脉搏次数,如与锻炼前相等,说明运动适宜,如第 2 天脉搏比原来多 10 次左右,第 3 天、第 4 天还未恢复,说明运动量过大或过快。一般而言,运动时脉搏超过 160 次/分,运动强度大约是 80%;脉搏 140 次/分,强度是 70%;脉搏 120 次/分,强度为 60%;脉搏 110 次/分,强度为 50%。运动强度大于 80%易发生反应,小于 50%无明显效果,运动时脉搏以 110~140 次/分较适宜。

(三) 科学交替运动有益

(1) 体脑交替 一方面进行体力活动,如散步、游泳、爬山等;一方面进行脑力锻炼,如背诵一些名言佳句、优秀诗篇,使体力、脑力均不衰。

(2) 动静交替 一方面进行体力和脑力运动锻炼,一方面抽时间安静下来使全身肌肉和大脑放松。这有利于大脑边缘系统平静,植物神经及内分泌系统恢复,全身组织器官得到正常调节。

(3) 左右交替 如右手做事较多,应该注意左手活动。据说国外有个左撇人,进入老年患左耳聋、左眼白内障,治疗无效。当他把右手做事改用左手做事后,没多久奇迹出现了,左耳聋、左眼白内障逐渐好了。

(4) 上下交替 除头部活动外,还可用足趾运动,如夹和抱持东西,以增强人的机敏性和灵活性,减少脑血管病变。

(5) 前后交替 人向前走已成定式。可每天做些向后退的反动作,使思维敏捷、下肢灵活,延缓下肢老化和行走不稳。

(6) 其他交替 如心肺交替、冷热交替、坐卧交替、思维与形态交替、多种运动交替。运动时可根据情况和环境注意选用。经常坚持交替运动有利于开发生理功能,永葆健康青春。

（四）步行歌

清晨绿树丛，散步闻鸟鸣。
边走边思考，构思拟腹稿。
勤动手和脑，诗文能发表。
上午游小山，野花香扑面。
清风拂面过，身心皆舒然。
不觉日当午，流连亦忘返。
午后到湖边，常见钓鱼酣。
观赏在岸边，鱼随钩上天。
渔翁与旁观，谈笑尽开颜。
晚上漫步走，彩灯映碧流。
抬头星满天，织女望牵牛。
游人手牵手，盛世人自由。
散步赛灵丹，常走胜补酒。
经常散步走，精神更抖擞。
体灵如飞燕，步健似猿猴。

（五）扫地歌

黎明床即起，呼吸新空气。
扫帚拿在手，边走边扫地。
清洁又卫生，锻炼亦平气。
按摩与理疗，不如扫地利。
心怡体健康，延年益寿率。

（六）年长人十养歌

今日拜访年长人，十样养生歌奉君。
一是活动能养生，运动健身强骨筋。
黄忠八十不服老，佘赛花百岁领兵。
量力而行勿勉强，贵在持恒方是真。
二是静坐能养神，闭目镇定静在心。
耳目亦应少视听，排除杂念安心情。
传说华山陈抟祖，囫囵千年觉未醒。
三是少食能养体，多样搭配须合理。
一日三餐勿过饱，常年坚持不易移。
丘吉尔与宋美龄，节食轻身岁百余。
四是寡语能养气，话多损气也不利。
能少言者则少言，语繁气散身自虚。
功名富贵不去理，隐退高寿说范蠡。
五是读书能养智，一生一世要坚持。
加强记忆防衰老，博学多闻增知识。
乐天吟诗万余首，陆游生发转年时。
六是临池能养性，书法绘画怡心思。
制怒解忧性情悦，心旷神怡情雅致。
文人墨客多长寿，宾虹袁枚齐白石。
七是勤俭能养德，倚老卖老被人说。
社会活动常参加，多为社会献余热。
寇准罢宴为节省，富自勤俭穷为奢。
八是诚朴能养品，忠诚老实贵如金。
文王诚实坐羑里，姬家三帝长寿人。

优秀质量靠修养,受人尊重添寿辰。

九是宽容与退让,人和才能百福增。

目光应若天地阔,腹中常能船渡人。

心胸狭窄周公瑾,张学良忍百岁出。

十是仁慈能养寿,善良之心应长久。

济世观音是神话,扶贫救困今多有。

家庭和睦是非少,前无顾虑后无忧。

长生不老南柯梦,养生保健可增寿。

年长十养歌一曲,供君参考和改修。

五、睡眠养生

人的睡眠好是保健养生中的重要环节。一个人连续 10 天以上不吃东西,尚有可能维持生命,若 5～7 天不睡眠就有可能导致猝死。睡眠可使大脑皮质得到休息,恢复机体正常生理功能。睡眠时身体处于放松状态,人的各种功能代谢处于最低点,如心率、脉搏、呼吸、血压等,排出白天积蓄体内的代谢产物,增强人体免疫功能。所以睡眠是人生生活中的重要组成部分,亦是饮食、进补等都不能取代的。常言说:"会吃不如会睡,吃人参不如睡五更。"古人有诗颂睡眠:"华山处士如觅见,不觅仙方觅睡方。"传说华山陈抟老祖,一囫囵千年,是睡眠得道成仙。

(一) 睡眠"四具"、"二宝"

1. 四具

(1) 床

1) 床的要求:最好木板床,其次棕床,再次席梦思。睡木板床者轻度脊柱弯曲或错位可得到纠正,婴幼儿睡木板床有利骨骼正常发育,妇女睡木板床有利于体态曲线优美。

2)床的高度:以 60～65 cm 为宜。

3)大小:人仰卧床上,双手臂伸过头顶,手臂与身体成 45°。

4)软硬适中:太硬着力点太小,睡后肌肉关节疼痛。太软如睡吊床,睡后特别疲乏。

(2)褥、被 选择较软优质棉织品被和褥为佳。纯棉被褥保暖、透气都优于化纤被褥。

(3)枕

1)软硬适中。

2)高低适中:高度一般 8～12 cm,宽度 25～30 cm,长度 55～60 cm。多数学者认为高度在 6～9 cm 为好,一般为本人的一拳至一拳半。有人做过试验,表明睡 6～7 cm 高的枕的人脑电图出现平稳、休息波形。

3)不宜过高:9 cm 以上为偏高枕。古人曰"高枕无忧",现在看来高枕有忧。长期高枕颈部过度前屈位,会使颈椎变形,出现头痛、头昏、手指麻木等颈椎病症状。高枕时脑供血不足,易多梦打呼噜,甚至诱发脑梗死等。

4)不宜过低:6 cm 以下为低枕,低枕也不好,使头部血流增多,血管扩张,次日头昏、眼睑水肿,甚至脑血管出血。

 药疗枕

药疗枕就是将相应的药物装进布袋,充当枕芯起到治疗疾病作用。介绍几种药疗枕如下:

1. 单味药疗枕

⊙ 菊花枕：用白菊花作枕芯，适用于健康人及肝火旺盛、头昏目赤、失眠、高血压等。

⊙ 茶叶枕：用饮过茶叶晒干作枕芯，适用于防治高血压、神经衰弱、暑热头晕等。

⊙ 绿豆枕：用新鲜生绿豆或绿豆皮作枕芯，可明目开窍，解暑除烦，防治头疼头晕等。

⊙ 决明子枕：用决明子装枕，适用于健康人或有便秘、目疾、高血压、小儿夜啼等。

⊙ 侧柏叶枕：用干生侧柏叶作枕芯，适用于口鼻经常出血、慢性咽炎、慢性咳嗽及轻度脱发。

2. 多味药疗枕

⊙ 高血压枕：菊花 100 g，川芎 100 g，丹皮 100 g，白芷 200 g 装枕。适用于防治高血压病。

⊙ 解暑枕：绿豆衣 200 g，扁豆衣 200 g，荷叶 150 g，薄荷 200 g，荞麦壳 200 g。适用于清热解暑。

⊙ 明目枕：苦荞皮 200 g，黑豆皮 200 g，草决明子 80 g，菊花 150 g。适用于头痛目赤，视物不清。

⊙ 安眠枕：夜交藤 200 g，合欢皮 69 g，酸枣仁、五味子各 30 g 入枕。适用于治疗神经衰弱和失眠症。

⊙ 感冒枕：白芥子 150 g，细辛、桂枝各 50 g，麻黄、薄荷各 25 g。适用于感冒、寒性哮喘等。

⊙ 公仙枕：桔梗、荆实子、黑附子、柏子仁、全当归、川乌、姜黄、吴茱萸、白术、防风、辛夷、白芷、白芍、细辛、荆芥、菊花、杜仲、乌药、半夏、甘草共二十味，各取 40 g，碾为细末。装入用薄槐木版制成合内枕。上钻梧桐子大小孔 100 个。据原书记载：

"百日后见效。"常用身体敏捷,气血倍增,壮阳多子,发白转黑。夫妻均可用。药久味泄,3个月一换。

2. 二宝

(1) 位

1) 方位:一部分专家认为睡眠头朝西、脚朝东为宜。现有一部分专家认为地球的南极和北极之间有一大而弱的磁场,人体长期顺着地磁南北方位睡眠,人体细胞器官得到有序化调整和生物电加强,可增进睡眠。

2) 体位:右侧卧位以双腿屈曲为宜。这样的体位全身肌肉放松,心、肺、肝、胃肠均处于自然位置,有利于呼吸循环和帮助胃内容物向十二指肠推进。左侧位、仰卧、俯卧都各有缺点,但孕妇可左侧卧位,以减少和避免胎位异常和分娩异常。

(2) 时

每天睡眠不少于7～8小时,睡眠时间不必强求统一。可根据个人的具体情况而定,一般春天晚上9点左右睡眠,5点半起床;夏天晚上10点左右睡眠,5点起床;秋天晚上9点半左右睡眠,5点半至6点起床;冬天晚上9点左右睡眠,6点半起床。夏秋午间睡眠时间,午后1点开始,此时人体感觉下降,易疲倦,睡眠一般不超过1小时。晚上10时至凌晨4点人体的体温、呼吸、脉搏及全身状态都处于低潮。

褥被位时睡眠歌

不觅仙方觅睡方,被褥睡姿均有讲,
经常向右侧卧位,如同农夫犁一张。
阳光明媚勤晒被,安逸舒适入梦乡。

一场秋雨一场寒，被褥应时换经常。

香酣美梦天地游，白天发困身摇晃。

该睡不睡成患者，该起不起成懒惰。

睡时睡位按时起，定是养生一仙方。

(二) 睡觉 15 个禁忌

怎么才能保证安然入睡？什么原因会导致失眠？睡觉也有很多讲究。下面为大家叙述一些关于睡觉的禁忌。

(1) 睡前忌吃东西　人进入睡眠状态后，机体部分活动节奏放慢，如果临睡前吃东西，肠胃道得不到休息，会加重肠胃的负担，身体其他部分也无法得到良好休息，不但影响入睡，还损害健康。

(2) 睡前忌多说话　因为说话太多容易使大脑兴奋，思维活跃，从而使人难以入睡。

(3) 睡前忌过度用脑　晚上如有工作和学习的习惯，要把较伤脑筋的事先做完，临睡前则做些较轻松的事，使脑子放松，这样便容易入睡。否则，大脑处于兴奋状态，即使躺在床上也难以入睡，时间长了，还容易失眠。

(4) 睡前忌情绪激动　人的喜怒哀乐都容易引起神经中枢的兴奋或紊乱，使人难以入睡，甚至造成失眠。因此，睡前要尽量避免大喜大怒或忧思悲恼，使情绪平稳。

(5) 睡前忌饮浓茶与咖啡　浓茶、咖啡属刺激性饮料，含有能使人精神兴奋的咖啡因等物质，睡前喝了易造成入睡困难。

(6) 睡眠忌张口　张口入睡，空气中的病毒和细菌从口而入；而且冷空气未经鼻腔滤过吸入，容易引起肺部和胃部疾病。

(7) 睡眠忌蒙头　老人、儿童一般比较喜欢蒙头而睡。这样，因大量吸入自己呼出的二氧化碳，而又缺乏必要的氧气补充,可引起缺氧,对身体极为不利。

(8)睡眠忌仰面　睡眠姿势以右侧卧位为好。仰卧位全身骨骼、肌肉仍有部分处于紧张状态,不利于消除疲劳;还容易因手搭胸部引胸闷或噩梦等,影响呼吸和睡眠质量。

(9)睡眠忌俯卧　睡眠俯卧也不好,可引起呼吸不畅或呼吸道阻塞,不利气体交换。

(10)睡眠忌眼对灯光　人睡着时,眼睛虽然闭着,但仍能感觉光亮。对着光亮而睡,不仅容易使人心神不安,难以入睡,而且即使睡着也容易惊醒,还可引起现代照明病。

(11)睡眠忌当风　房间要保持空气流通,但不要让风直接吹到身上。因为人睡熟后,身体对外界环境的适应能力降低。如果当风而睡,时间长了,冷空气就会侵入身体,引起周身不适或感冒风寒等疾病。

(12)睡眠忌无定时　睡眠无定时可引起内分泌功能紊乱,干扰人体生物钟正常运行。

(13)睡眠忌不可太久　睡眠太久可引起头昏、食欲减退、消化不良或便秘等疾病。

(14)睡眠忌噪声　人在噪声环境里不但难以入睡,而且对神经系统有损害。

(15)睡眠忌头身近火　头身近火而眠,熟睡后可因火蔓延或风吹火苗均易引起烧伤,特别是头部。

(三) 睡眠歌

备好床,选好被,放好枕,安心睡。

十点睡,六点起,八小时,要休息。

睡觉前,把脚洗,热水泡,最适宜。

环境静,人轻松,临睡时,灯关闭。

右侧卧,形如弓,不蒙头,风不吹。

先睡心,后睡眼,心态静,梦香瑞。

能睡午,较适宜,常坚持,精神怡。

(四) 失眠的自我保健和催眠方法

失眠不一定都用安眠药,可采取保健措施取得效果。

1. 保健催眠法

⊙ 按照生物钟节律:养成规律起居作息时间,每天按时就寝,定时起床。

⊙ 傍晚轻度运动:如晚饭后散步做呼吸操、保健操等。《紫岩隐书·养书》说:"入睡时行,绕室千步,始就枕……劳则思息,动极而求静。"

⊙ 临睡前不工作:睡前不在卧室工作,不与人争吵,保持轻松、平静心态入睡。

⊙ 睡前不食饮:临睡前不喝咖啡、茶、酒类等。

⊙ 睡前莫兴奋:睡前不看惊险、动作等具有兴奋性影片,不要使自己情绪激动兴奋不已。

⊙ 睡前养成泡脚习惯:睡前用温水泡脚 15～20 分钟,可促进血液循环,有利于睡眠。

⊙ 夜间醒来勿着急:夜间醒来睡不着,可读点报纸、慢散步、做呼吸操或做轻微活动,放松精神再睡。

⊙ 白昼不打盹:如果晚上没睡好,第二天要控制自己不要打盹。打盹会加重失眠,形成恶性循环。

⊙ 缺睡不补觉:晚上没睡到 8 小时,次日晚不必补上。实验表明,三天三夜没睡,只需睡 13 小时即可恢复充沛精力。

⊙ 失眠综合疗法：心理疏导，听音乐，服中成药，如催眠糖浆、养血安神片等。

2. 自我催眠方法

⊙ 摇摆数催眠：仰卧，头部向右侧轻摇摆，摆角 10°左右，每分钟 60 次左右，并默数摇摆次数，由 1～300，摆角渐小，摆动渐轻而慢入睡。

⊙ 头脚反向催眠：仰卧、吸气时头向右，下肢向左扭曲。呼气时身体复原。重复 20～30 次。

⊙ 呼吸催眠：闭目仰卧，鼻徐徐吸气，慢慢举起双臂至头顶部，自感觉气体充满肺部及腹部；而后慢慢呼气渐收下腹，并息停 2～3 秒钟。反复 20～30 次，可安然入睡。

⊙ 叩齿催眠：仰卧轻轻叩齿，叩齿速度为每秒 2 次，并同时数叩齿数，由 1～100，再回头从 1 数起，一般情况下，200 次左右就能进入梦乡。

⊙ 抱膝后倒催眠：两手抱膝后倒下，倒后双腿伸直，然后左手抓住右手手腕，右手抓住左手手腕，交替用力使上身抬起，共做 10 次，有良好效果。

⊙ 活动足趾催眠：仰卧双手心枕后脑，吸气时双足趾向头部方向倒拉，呼气时放松足趾。反复 20～30 次可催眠。

3. 饮食催眠法

⊙ 红枣催眠茶：去核红枣 500 g，加水煮烂。加冰糖 100 g，后下阿胶 160 g，慢火熬成膏。早晚各服 1～2 汤勺。用于气血虚弱失眠。

⊙ 蜂蜜催眠茶：蜂蜜 1～2 汤勺，酸枣仁粉 10 g，开水冲服。用于心脑细胞病变失眠。

⊙ 糖水催眠：难以入睡时可饮一杯糖水，糖水在体内产生一系列化学反应,最后产生血清素,使大脑皮质受抑制入睡。

⊙ 牛奶催眠:临睡前喝一杯热牛奶。牛奶中含有一种生化物质色氨酸,使人产生疲倦感觉入睡。

⊙ 百合粥催眠:百合 15 g,糯米 60 g,共煮粥,加白糖适量。有清热润肺、宁心安神作用。

⊙ 水果催眠:睡前可吃点苹果、香蕉。用于过度疲劳引起的失眠。也可将橘子类水果放枕边,其香味亦有促进睡眠作用。

⊙ 药物催眠:常用药物有 3 类,如安定类、巴比妥类、水合氯醛等。无论那一类均可透过血-脑屏障,对大脑肝、肾等重要脏器有损害作用。只可临时用点。平时可经常服用无明显毒副作用的中成药,如养血安神片、神衰果素片等。

六、心理养生

一个人的身体状况,受心理、精神情绪状态影响。有 5% 的人身体疾病是由心理、精神、情绪因素引起的。经科学实验:把一群小白鼠分成两组,一组放在安静舒适环境中,另一组放在摇床旋转处于紧张状态,其他条件均相同。结果第一组患癌症 7%,第二组患癌症 80%,说明人的心理状态、精神情绪与疾病健康关系较大。历代养生家均把调节心理情绪作为健康长寿的根本,简而言之就是:"养心敛思,少私寡欲,处事达观,消除妒忌,热爱事业,勤奋工作,道德高尚,光明磊落,精神乐观,性格开朗,心性宽容。"

(一) 心理健康的标准

(1) 有自我控制能力 有良好的自我意识;正确对待身外

之物和自身的生理、心理、精神的各种长处与短处；正确评估自己工作、生活、健康条件。

（2）能适应周围的人与环境　能与不同环境和人共同生活，没有精神负担，并有开阔胸怀，设身处地为他人着想。

（3）能在困难和荣耀面前泰然处之　能在困难和荣耀面前保持心理平衡。生活中能面对现实，不与他人攀比，不抱幻想，不嫉妒他人的成功和能力，明白一切要经过自己努力后得到。

（二）婴幼儿心理情绪保健

1. 哺乳爱抚

我们经常看到这样一种现象，分娩后的母亲把啼哭婴儿抱

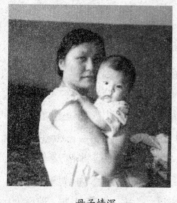

在怀里，婴儿的啼哭就会渐渐停止。据科学研究，亲代和子代在遗传的核糖核酸中及细胞膜上有相同电位。当有一方机体有较大异常变化情况时，另一方机体上亦有相应感觉。本人在漫长的行医过程中，也曾经访问过多人。有的子女在病重或危难时，尽管父母在别处不知道，但亦有心情或机体不安等感觉；也

母子情深

有的父母在病重或病危时，尽管子女远在他乡不知道，但亦有心情或机体不安等异常感觉。现在科学提倡母乳喂养、母婴同室，可使婴儿健康成长，大概就是这个道理。国外有研究，在婴儿期缺乏母亲爱抚的孩子，在幼儿期可能会导致缺陷；在儿童期、学龄期会出现某些病态，如拒绝上学或出走等。

2. 重视行为练习

小儿半岁时应教儿学坐,200 天时应教儿地上匍匐,300 天时应教儿站立,周岁时教儿行走。

3. 注重良好生活习惯培养

在小儿期培养良好生活习惯,对一个人的一生品质都具有重要意义。

(1) 饮食　定时定量,安静进食,不偏食、不挑食,不吃零食,不吃不洁食物。

(2) 注意卫生　饭前便后要洗手,勤洗浴、勤换衣。

(3) 起居有常　养成按时起床、按时睡眠的习惯。

(4) 学龄期　注意眼睛、口腔卫生和姿势:早晚刷牙,饭后漱口。注意看书写字时的姿势和距离,以免引起近视和驼背。

4. 注重品德培养

中国历来是礼仪之邦。自古以来重视对小儿的品德培养。《育婴家秘》指出:"小儿能言,必教之以正言,如鄙俚之言勿语也。能食,则教以恭敬,若亵慢之习勿作也。能坐能行则扶持之,勿使倾跌也。宗族乡党之人,则教以亲疏尊卑长幼之分,勿使谍嫚。言语问答,教以诚实,勿使欺妄也。"培养小儿良好品德的人必须以身作则。父母的一言一行,一举一动都对小孩起到潜移默化作用,对小孩的优良品质要循循善诱,正面引导。

5. 注意智力开发

小儿是智力发展时期,应顺其天真活泼好动之性,教子与戏乐之中激发学习兴趣,促进他们积极获取知识;但不可脱离实际,要求过高,拔苗助长。

哺乳期的注意事项

1）母亲要求健康，特别是无传染病。

2）喂乳时要心情平静温和，使婴儿情绪安定。

3）喂乳时忌情绪过激和精神状态不定，以免给婴儿造成刺激和不良影响。

4）不要边干活边喂奶。

5）喂奶应定时定量，使婴幼儿养成良好的节律生活习惯。

6）育乳期应禁止吸烟、饮酒。

（三）青少年心理保健

青少年时期是长身体、长知识的时期，是塑造培养健全优良品质人格的关键时期。

（1）树立崇高的理想和正确人生观　有了远大理想和人生观，生活学习才会变得充实有意义，才能战胜一切挫折，发挥自己创造才能。

（2）培养良好的道德品质　不沾染不良习惯。克服内向、孤僻、固执、多疑、心胸狭窄、急躁冲动等性格。经常保持愉快情绪，正确对待现实，把挫折心理引导到理智、乐观和积极向上的状态中。

（3）妥善处理好人际关系　青少年刚走向生活走向社会。要学会人际交往，树立正确的友谊观和辨别是非能力。要乐于助人，能与大多数人心理相容，不要有嫉妒之心。

（4）注意青春期卫生　人一般到15岁左右即进入青春生理期。女青年对月经初潮，男青年对首次遗精，会感到惶恐和紧张。要对他们进行性生理教育,消除恐惧心理。

(5) 正确对待恋爱观　青少年早恋对学习、工作、身心健康都会带来危害。本人曾做过一段婚前体检工作,看到凡是文凭高、工作较好、有成就的人大多是晚婚。所以青年人要正确对待和摆正婚姻、学习、工作和生活中的位置。

(四) 中年人的心理保健

中年人是人生中的关键阶段,也有人称为黄金阶段和收获阶段。

(1) 保持情绪稳定　中年人一般是工作、家庭、子女等诸多积累一身,负荷较重,要善于控制调节自己情绪。抓住易点、难点攻破,要争取"一巧破千斤"的方法来调整自己。

(2) 不断完善自己的性格　性格是个性心理的重要组成部分。要克服改造虚荣、嫉妒、孤僻、狭窄、固执心理,树立巩固坚毅、自信、果断、踏实、活泼开朗性格,不断完善自我,提高对社会环境的适应性。

(3) 注意劳逸结合　超负荷长期劳累和精神紧张,会积劳成疾,如高血压、冠心病等。要培养自己业余爱好,开阔胸怀,陶冶情操,缓解紧张劳累,疏导不良情绪,增进健康。

(4) 加强身体锻炼　体育锻炼能培养人坚强、刚毅、开朗性格,可增进体质,调节情绪,提高机体抗病能力。

(5) 人生三宝歌

言语三宝：谦虚,亲切,赞许。

处世三宝：乐观,合群,互助。

兴趣三宝：读书,音乐,旅行。

看家三宝：和睦,勤俭,关爱。

厅堂三宝：兰花,国画,紫砂。

饮食三宝：均衡,营养,节制。

祛病三宝：静心,运动,防预。

智慧三宝：勤学,广闻,应用。

学问三宝：倾听,记忆,思辨。

交友三宝：喜欢,投缘,关爱。

工作三宝：勤恳,踏实,进步。

吉祥三宝：慈悲,善良,宽容。

对上三宝：服从,忠实,保密。

女士三宝：气质,美丽,贤淑。

男士三宝：品格,才能,成就。

幸福三宝：吃香,睡实,如愿。

问题三宝：宏观,具体,化解。

人生三宝：身体,事业,朋友。

(五) 老年人心理保健

老年时期是安度晚年,争取健康长寿的时期。

(1) 热爱生活 要克服心理衰老情绪,以良好的心态,合理有序地安排生活和做些力所能及的工作,使自己晚年生活变的充实而有意义。

(2) 保持情绪良好,精神愉快 据现代研究表明,不好的情绪和恶劣的心境是引起疾病和短命的重要因素;而乐观的性格和愉快心情,有利于保持机体各系统正常功能。

(3) 广泛的业余爱好 广泛的业余爱好能充实精神生活,消除疲劳,调节生活,陶冶情操,对健康大有意义,如垂钓、种花、养鸟、跳舞、抚琴、书法、绘画等。

（4）坚持运动锻炼 生命在于运动。坚持运动锻炼可使人体代谢平衡，精力旺盛，预防疾病，延缓衰老，如散步、慢跑、舞剑、打太极拳等。

（5）有病早治，无病早防 人到老年，随着机体功能衰退，抗病能力降低，疾病会明显增多。要以预防为主，学习一些防病治病常识，防患于未然。有了病要及时检查治疗，不要紧张、恐惧和悲观失望。既来之，则安之，争取战而胜之。

（6）老人养生三字经

人到老，莫烦恼，忧愁多，催人老。

常锻炼，抗衰老，量力行，勿过劳。

善交往，广爱好，心情畅，睡眠好。

看得清，想得开，走得稳，站得牢。

遇事忍，不急躁，多谦让，少烦恼。

调饮食，莫过饱，身体健，疾病少。

经常笑，变化少，心胸宽，寿自高。

（六）心宽健康歌

自找乐趣莫烦恼，喜也一天，忧也一天。

每月领取应得钱，多也喜欢，少也喜欢。

低盐低脂日三餐，好也香甜，差也香甜。

天天坚持搞锻炼，烟酒少沾，麻将少玩。

房子大小有不同，宽也睡眠，窄也睡眠。

有车没车无所谓，坐也向前，走也向前。

朋友知己常相聚，今也谈谈，古也谈谈。

学学电脑计算机，与人方便，与己方便。

家庭亲属多理解，富也心欢，穷也心欢。

子孙外甥一样看,儿也喜欢,女也喜欢。

遇事不钻牛角尖,潇洒一点,糊涂一点。

预防为主要牢记,早查关键,早治关键。

养生保健两要素,财富之源,生存之源。

经济环境保健康,人也舒坦,心也舒坦。

真正朋友不在多,难时共患,得时共安。

（七）平衡心理

人们常因迷茫而去寻找,因清晰而去坚持,因好奇而去探索,因得不到而去追求。

（1）人生有三个要想到　一是阴沟能翻船,二是鸡毛能上天,三是骨肉能相残。

（2）人生买不到的三种药　后悔药,长生药,心病药。

（3）人生三个"一"　吃一堑长一智,经一事长一慧,交一友结一缘。

（4）送给自己十句话

1）当你没有人可以依靠的时候,哪怕再苦、再累、再痛,都要告诉自己别放弃,要坚持。

2）即使全世界的人都不懂你,至少自己还懂自己。

3）幻想永远也成不了现实,要时刻提醒自己保持清醒、冷静。

4）现实是残酷的,但也要挺住,要努力。

5）泪水和汗水的成分相似,但前者只能换来同情,后者却可以赢得成功。

6）漂不漂亮已注定,不要硬去追求,要懂得欣赏自己不漂亮的另一面或漂亮的一面。

7）黑发不知勤学早，白首方恨读书迟。

8）成功的时候不要忘记过去，失败的时候要记住还有未来。

9）变老是人生的必修课，变成熟是选修课。

10）善于发现自己，正确认识自己，不断调整自己，经常改造自己，及时更新自己，努力发展自己，不断壮大自己，学会珍惜自己，才能巩固和保护自己。

（5）人生不做"三无"人   ① 无知：孤陋寡闻无知识；② 无惧：糊涂胆大无畏惧；③ 无耻：寡廉鲜耻无羞耻。

（6）人生三个处事选择   审时度势，趋利避害，先易后难。

（7）人生经常出现事与愿违的三种现象   求之不得，熟视无睹，欲速不达。

（8）人生三个发展条件   道德，立身之本；才智，处事之能；机遇，拓展之机。

（9）人生"三能"   ① 勤能补拙：一分辛劳，一分收获；② 俭能养廉：俭养廉，奢养贪，粗茶淡饭传家远；③ 静能生悟：淡泊以明志，宁静以致远。

（10）人生处理好三种关系   ① 公与私：公私分明，不能因私废公；② 情与理：感情服从理性，理性服从法纪；③ 内与外：内外有别，对己严，对人宽，正人先正己，律己方能律人。

（11）人生"三不"   山不争高入云来，水不拒细汇大海，人不自大成俊才。

（12）人生"三奋"   ① 振奋于心：怀上进之心，保蓬勃之气；② 勤奋于能：勤能补拙，增长才智；③ 发奋于志：奋发图强，胸怀大志。

（13）人生"三惜"   体恤老人，爱惜弱小，珍惜生命。

（14）人生三个认识上的误区　对自己追求完美，对别人责备求全，对事物苛求圆满。

（15）人生"三为"　和为贵，善为本，诚为先。

（16）人生犯错误的三步　① 放纵：放纵自己的行为；② 迁就：迁就自己的过错；③ 失度：失去做人的尺度。

（17）人生可能出现的三个变故　乐极生悲，无事生非，绝处逢生。

（18）人生"三立"　① 立德：以高尚的品德为世人树立榜样；② 立功：为国为民建功立业；③ 立言：以渊博的知识著书立说。

（19）人生求学"三要"　要谦虚好学，不耻下问；要海纳百川，兼收并蓄；要持之以恒，循序渐进。

（20）人生为官三个想到　做官是一种责任，不要把官衔当成桂冠；做官是一时的，不要把官位当成永远；做官是为民的，不要把权利变成自己的。

（21）人生三个幸福标志　衣食无忧，身心健康，亲情无限。

（22）一个"中心"　一切以健康为中心。

（23）两个"基本点"　遇事冷静一点，看世糊涂一点。

（24）三个"忘记"　忘记年龄，忘记过去，忘记恩怨。

（25）四个"拥有"　拥有真正爱你的人，拥有知心的朋友，拥有向上的事业，拥有温暖的住所。

（26）五个"要"　要学，要做，要德，要俭，要勤劳。

（27）六个"不能"　不能饿晕了才吃，不能渴焦了才喝，不能困疲了才睡，不能累垮了才歇，不能病重了才治，不能到老了再后悔。

（八）做人多少一点歌

多一点温暖，少一点冷漠。

多一点关照，少一点妒忌。

多一点安慰，少一点冷淡。

多一点赞扬，少一点批评。

多一点鼓励，少一点贬讥。

多一点商量，少一点武断。

多一点温和，少一点暴躁。

多一点坦诚，少一点虚荣。

多一点交流，少一点自封。

多一点宽容，少一点憎恨。

多一点体谅，少一点抱怨。

多一点协同，少一点纷争。

多一点谦虚，少一点自夸。

多一点大方，少一点私虑。

多一点高兴，少一点郁闷。

多一点团结，少一点独尊。

（九）知足歌

人生尽是福，勿要不知足。

思量肩担苦，步行便是福。

思量走路苦，骑车便是福。

思量饥寒苦，饱暖便是福。

思量露宿苦，藏头便是福。

思量荒乱苦，平安便是福。

思量无业苦,佣工便是福。
想起过去苦,当今就是福。
想起愚昧苦,聪明便是福。
想起挫折苦,顺利便是福。
想起忙碌苦,清闲便是福。
想起疾病苦,健康便是福。
想起囹圄苦,自由便是福。
想起离别苦,团圆便是福。
想起纷争苦,和睦便是福。
福中不知福,天堂也痛苦。
福中要知福,感觉更幸福。
常想比照物,天天都幸福。

七、情绪养生

情绪人皆有之,情绪活动与健康疾病关系较大。情绪正常

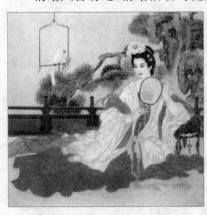

能健康长寿,情绪异常会引起疾病。人常说"生气催人老,快乐变少年"。祖国医学把人的情绪活动分为喜、怒、忧、思、悲、恐、惊,称为"七情"。黄帝内经中有怒伤肝、喜伤心、悲伤脾、忧伤肺、恐伤肾的记载。现代医学研究认为情绪是健康长寿的增效剂,

是癌症的活化剂。良好情绪对防病治病有重要意义。美国一位医生通过对 122 例癌症患者研究确认，癌症的发生和发展与情绪有关。提出情绪可能是癌症的活化剂，如肺癌患者与多疑、急躁、克制、压抑有关，乳腺癌与压抑、郁怒有关。现代医学研究表明，情绪紧张压抑和郁怒会使血液中 T 淋巴细胞减少，削弱免疫系统对癌细胞的监视和杀灭功能。相反，情绪良好乐观，会增强机体免疫功能，对防癌和治癌都有积极意义。

(一) 情绪的调节

1. 笑容调节

常言说："笑一笑十年少，愁一愁白了头。"美国斯福坦大学医学院精神病专家威廉福莱依博士进行大量实验证实：笑能刺激人体大脑神经组织产生较多的内啡肽；对中枢神经、呼吸、循环、内分泌系统均有好处；并有镇痛、解郁、增加肺活量和心肺血液循环及吞噬细胞功能；促进食欲，增进睡眠和大脑思维。

笑之歌(三首)

笑之歌(一)

树要梢，人要笑，笑能解郁开怀抱。
笑能疾病渐消除，笑能衰老转年少。
听我笑来是诀窍，极好光阴莫丢掉。
堪笑有人较固执，劳苦枉作千年调。
心旷神怡似神仙，皆因南柯一场笑。

笑之歌(二)

笑一笑心开窍,桑榆景色更美妙。

笑一笑年转少,心情舒畅迟衰老。

笑一笑疾病跑,精神乐观赛仙草。

笑一笑自来俏,夫妻白头伴到老。

笑一笑儿女绕,天伦之乐多微妙。

笑一笑四邻好,和和睦睦相关照。

笑一笑喜鹊报,人生第二春天到。

笑一笑心怡兆,感觉都比神仙好。

笑之歌(三)

养生之人要多笑,人老多笑胜吃药。

每天大笑一两次,效果远胜做体操。

笑使血液循环好,笑使心脏加速跳。

笑能增加供氧量,强化脏腑健大脑。

笑可提高免疫力,防病抗病有效果。

笑能除闷解忧愁,笑可开心去烦恼。

笑使工作效率高,成就事业要多笑。

不笑之人要学笑,风趣幽默创造笑。

笑口常开人缘好,笑容满面人不老。

2. 饮食调节

合理的饮食和习惯有助于人的情绪改善。如常吃蛋白质的人大脑机体灵敏,精力旺盛;常吃素的人竞争力下降;进食快和爱吃快餐的人工作卖力,有成功决心。

1) 性情急躁易怒的人,宜食糖类和素食,对人有安定作用。

2) 情绪不稳定的人,宜食牛奶、花生和蔬菜等。

3) 经常争吵生气的人,应少食甜食、糖类。

4) 情绪烦躁、精神异常的人可给予含维生素较多的食物和口服维生素 B_1 等。体内缺乏维生素 B_1 时,血液中丙酮酸增高,会使人精神异常。

5) 缺乏耐心的人,宜多食肉类、鱼、蔬菜和水果等。

6) 不爱交际的人,可多吃蜂蜜、果汁,少饮酒。

3. 色彩调节

颜色对人的精神情绪有调节作用。

1) 红色使人易激动、热烈、愤怒、烦躁、血压升高。

2) 绿色使人感到青春年少,生机勃勃,有上进心。

3) 黄色使人心情欣慰、安静、和谐、心旷神怡。

4) 白色使人感到洁净、舒适、镇静、安逸,缓解紧张和焦虑。

5) 黑色使人庄重,肃静,低沉,悲哀。

4. 光线调节

冬、春季多参加户外活动,多接触光线,使人心境情绪变好。居室灯光柔和,使人情绪平静舒畅,并有安全感。传说国外有一座城市的北门,有一座桥修得很低,桥及周围光线较暗,经常有人到这里跳河自杀。后因桥重修抬高了,桥及周围光线较亮堂了,此后再没有人到这里跳河自杀。

5. 香味调节

香味能直接影响人的大脑,调节人的情绪,改变人的心理环境,从而萌生愉快心情和满足情绪,如芳香花草等。

6. 增氧调节

有氧运动可改善人体对氧的利用,调节和改善不良情绪,增强心肺功能,如散步、游泳、打太极拳、骑自行车等。

(二) 身心健康自测法

如果您想了解自己的身心健康状况,可做以下试题:可知道自己的健康等级并可采取相应的保健措施。

1) 一爬楼梯就气喘不已。

2) 突然起立感到头晕眼花,短时间视物不清。

3) 常常感到肩颈背部酸痛。

4) 饭后常感到剑突下不适、疼痛或恶心。

5) 就是在夏天手脚依然发凉。

6) 经常便秘。

7) 精神一紧张就易腹泻。

8) 经常失眠。

9) 在拥挤的公交车上常会出现眩晕。

10) 容易疲劳,工作效率不高。

11) 早上不能按时起床。

12) 皮肤经常干燥。

13) 食欲不佳,饮食无味。

14) 经常感到头部沉重或疼痛。

15) 精神常处于紧张状态。

16) 上级在身边无法把事情做好。

17) 在陌生人群中会感到紧张害怕。

18) 经常把事情往坏处想。

19) 非常在乎别人对自己的评价。

20) 容易为小事生气,过后又后悔。

21) 即使和大家在一起也觉得孤单。

22) 不是很急的事也会忙得不知所措。

23）感情变得冷漠,不易被感动。

24）怕在众人面前讲话。

25）每当遇到要做的事而难以决策。

26）常常感到被别人误解。

27）愿意一个人生活,不愿麻烦别人。

28）对过去的事和生活总是后悔。

29）没有什么朋友和知己。

30）常感到自己很差或自我厌恶。

（以上每题 1 分）测试结果：

A 级：（20 分以上）身心压力较大,处于危险状态,随时有患病的可能。① 应该看医生;② 改善居住环境;③ 三餐营养要均衡;④ 保证足够睡眠;⑤ 有条件可外出旅游。

B 级：（15～19 分）身体的某部分可能患病。① 认真体检一下;② 饮食方面多摄取肉类、肝类和维生素类;③ 调整生活节奏,使精神压力放松。

C 级：（10～15 分）健康状况欠佳。① 检查自己是否偏食;② 多摄取含微量元素保健品,调节新陈代谢;③ 尽可能放松自己,使心情轻松愉悦。

D 级：（10 分以下）一般尚属正常,但心身亦有压力。① 心胸放宽;② 注意营养均衡;③ 调节生活节奏。仍能保持身心健康。

（三）人生欢乐歌

知足常乐心不贪,粗茶淡饭较香甜。

金钱权位不刻求,心态安然情致远。

天伦之乐尽享受,举家和睦常团圆。

手足情深敬长辈,花好月圆人亦甜。

运动之乐天天有,增加智慧精神添。
闻鸡起舞慢跑步,和谐温馨气丹田。
助人为乐救人难,为人善贤受称赞。
胸襟开阔能包容,腹中自有渡人船。
忘年之乐生力显,交友萌发童心言。
延缓衰老有妙方,太平盛世须锻炼。
忍让之乐是品端,劝恶解纷皆美谈。
一时愤怒能忍得,百年无忧天地宽。
包容之心人安乐,容人容情容事端。
畅神豁达除烦恼,淡泊名利别有天。
读书之乐思勤径,学海无边更惜前。
迎得阳春佳思维,妙语生花天地间。
想象之乐思更悠,回首往事心珍源。
襟怀坦荡看明朝,歌吟美好泛轻旋。
平静之乐天海阔,风平浪静自扬帆。
胜不狂骄败不馁,自然常乐添寿年。

(四) 不气歌

自古人生一口气,遇事生气大不必。
他人气我我不气,我本无心他来气。
倘若生气正中计,气出病来无人替。
请来医生将病医,反说气病治不易。
生气危害大可惧,诚恐生气将命弃。
本人行医四十年,生气自杀常见的。
有人因气心骤停,多人生气脑血溢。
气与不气在自己,前有古人向您提。

智勇双全周公瑾,气死柴桑恨生瑜[1]。

称霸天下楚项羽,气刎乌江空自泣[2]。

几经搅宋金兀术,牛皋胯下气归西。

忍让宽容是美德,还是不气有利益。

文王不气拉车纤,周室天下八百一[3]。

三顾茅庐刘玄德,不气求贤坐蜀里。

李世不气收良将,开唐盛世称明帝。

半世软禁张学良,宽心不气百岁余。

古今人尝生气味,不应气来不该气。

送君不气歌一曲,劝君不气永不气。

注 [1]三国时期,周瑜心胸狭窄,嫉妒并陷害诸葛亮的计谋屡屡被诸葛亮识破,最后气死柴桑,恨苍天:"既生瑜何生亮?"

[2]楚汉争霸时,项羽气败于刘邦,丑见于江东父老,自刎乌江。

[3]商汤末年,西岐文王姬昌到渭水河访得姜子牙,并要其保他。姜子牙提出要坐文王车辇,要文王亲拉车纤将他拉到朝歌。文王并没生气,在前面用力拉车。当拉到八百步时累得汗流浃背,地下也被车轮压出一道沟。文王停下,回头对姜子牙说:"孤王年迈体衰,实在拉不动了,请您下来走吧。"姜子牙跳下车说:"你拉我八百步,我保你江山八百年,你要是把我一直拉到你的朝歌,那天下永远是你家的。"文王听后躬腰施礼请姜子牙再上车,说:"孤王就是豁出命也要把你拉到朝歌。"姜子牙摆摆手说:"天机不可泄露,再拉也不灵了。"后来周朝江山八百年,文王姬昌活了80余岁。

 人生中可参考语言

⊙ 把自己当别人——减少烦恼、痛苦;把别人当自己——理解、同情不幸;把别人当别人——正确独尊;把自己当自己——珍惜;能够认识别人——智慧;能够被别人认识——幸福;能够自己认识自己——圣贤。

⊙ 有的人之所以痛苦,在于追求难以得到的东西和错误的东西。

⊙ 要感谢给你逆境的众生。人常说:"人在逆境中易增长知识才干。"

⊙ 当快乐时,要想这快乐不是永恒的;当你痛苦时,你要想这痛苦也不是永远的。

⊙ 任何人都可以拥有爱和团聚,但不要执着,因为分离也是必然的。月圆是诗,月缺是花。

⊙ 每一种创伤,都是一种成熟,"失败是成功之母"。

⊙ 人不可一直不满人家,也应该回想检讨自己。不满人家,是苦了自己。

⊙ 一个人如果不能从内心去原谅别人,那他就永远不会心安理得。

⊙ 心中装满着自己的看法与想法都是正确的人,永远听不见别人的心声。

⊙ 毁灭一个人只要一句话,培植一个人却要千句话。

⊙ 不必记住和回头去看咒骂或陷害过自己的人是谁,宽容是人的美德,以德报怨才是高尚的人;反之,你的心理和精神情绪就不一定得到平衡。

⊙ 同样的瓶子,有的要装毒药;同样的心理,有的人要充满着烦恼或恶意。世界上本来就是好坏共存,善恶共存,没有坏也就显不出好,没有恶也就不存在善。

⊙ 得不到的东西,往往会一直以为它是美好的,那是因为你对它了解太少。

⊙ 人活在世界上富贵和贫困,地位与环境永远都是不平均的。只有心理平衡就是平均,就该珍惜。

⊙ 当哭泣我没有鞋子穿的时候,却发现有人还没有脚。

⊙ 憎恨别人对自己是一种很大的损失。

⊙ 人与人在出生和去世中都是平等的。每一个人都应拥有生命,懂得生命和珍惜生命。

⊙ 忍一时风平浪静,退一步海阔天空。不必要在乎别人怎样看,只要自己理解到利弊。

⊙ 不应太肯定自己的看法,否则会给你带来更多的后悔。

⊙ 如果你不给自己烦恼,别人也很少会给你烦恼。当你对自己诚实的时候,就会感到很少有人再能欺骗得了你。

⊙ 用伤害别人的手段来掩饰自己缺点的人,是不可取的。

⊙ 默默的关怀与祝福别人,那是一种无形的布施。

⊙ 要了解一个人,只能看他的出发点与目的是否与自己相同,不必深究内心世界。古语说:"画虎画皮难画骨,知人知面难知心。"

⊙ 人生的真理,经常藏在平淡中。

⊙ 名声与尊贵,是要靠真才实学和道德品质得来的。

⊙ 原谅别人,就是给自己心中留下空间,以便回旋。

⊙ 时间总会过去的,时间能冲淡一切。时间可以改变你的看法和想法,流走烦恼和心理不平衡。

⊙ 你硬要把单纯的事情看得很严重,那是自己给自己增加痛苦。

⊙ 永远扭曲别人善意的人,是不可救药的。

⊙ 说一句谎话,要编造十句谎话来弥补,甚至更难。

⊙ 倾听是一种智慧和尊重,平静是一种心态与成熟,沉默是对诽谤最好的答复。

⊙ 对别人恭敬,就是在尊重你自己。

⊙ 拥有一颗无私的爱心，便拥有了很多。

⊙ 来是偶然的，走是必然的，所以必须随缘不变，不变随缘。

⊙ 只要面对现实，你才能超越现实。

⊙ 良心是每一个人最公正的判官，骗得了别人，却永远骗不了自己的良心。

⊙ 不懂得自爱的人，是没有能力去爱别人的。

⊙ 帮助人是一种崇高，理解人是一种豁达，原谅人是一种美德，服务人是一种快乐。

⊙ 不要因为小小的争执，远离了你至亲的好友；也不要因为小小的怨恨，忘记了别人的恩德。

⊙ 凡是能站在别人的角度为他人着想，这个就是慈悲。

⊙ 不夸己能，不扬人恶，自然能化敌为友。

⊙ 诚实地面对内心的矛盾和污点，不必欺骗自己。

⊙ 有的人一辈子只做了三件事：自欺、欺人、被人欺。

⊙ 习惯会造就一个人，种下习惯便会收获性格，种下性格便会收获命运。

⊙ 只要自觉心安理得，东西南北都好。

⊙ 如果你能够平平安安地度过每一天，那就是福气。

⊙ 你希望掌握永恒，那你必须控制现在。

⊙ 如果一个人没有苦难的感受，就不容易对他人给予同情。

⊙ 同情弱者是一种品德、一种境界、一种和谐、一种心理健康。

⊙ 世界原本就不是属于你，因此你用不着占有或抛弃。

⊙ 世上万物皆能为你所用，但非你所属。今人未见古时月，古月仍然照今人。

⊙ 我们不能改变周围的世界，我们可以改变自己：自己感觉好就好。

（五）人生贵在歌

> 人生不在年龄，贵在心理年轻。
> 衣着不在时尚，贵在舒适合身。
> 膳食不在丰富，贵在营养均衡。
> 居室不在大小，贵在整洁干净。
> 养身不在刻意，贵在自然顺心。
> 锻炼不在朝夕，贵在持之以恒。
> 小病不在吃药，贵在心理调顺。
> 作息不在早晚，贵在规律习性。
> 情趣不在雅俗，贵在感觉有兴。
> 活动不在多少，贵在量力而行。
> 家庭不在贫富，贵在和睦温馨。
> 朋友不在贵贱，贵在意合知音。
> 生活不在显达，健康快乐就成。
> 距离不在远近，常来常往就亲。

好人与养生

平时经常听人说："为人不做亏心事，不怕半夜鬼叫门。"心理情绪养生，也就是说多做好事不做坏事，感到心安理得。心理平衡、情绪稳定对保健养生有重大意义。做一个好人，为国立功，为民谋利，更是受人尊重。古往今来好人无数，一直被人们传说称颂，千古留名。

王强焐冰救母

王强幼时丧母。继母将其抚养成人。后继母病重时需要鱼汤定心肠。王强到处找打渔郎买鱼。打渔郎说："大河冰冻三尺厚，小河冰结四尺长。无处下网。"王强跑到河边脱去衣衫卧在冰上。一觉醒来，冰已焐化成窟，跳出鲤鱼尺余长。

关公单刀保皇嫂

三国时期，刘备、关羽、张飞桃园三结义。关羽保刘备忠心耿耿。在曹营，曹操给他上马一提金、下马一提银，美女十名，三天一小宴，五天一大宴，官拜汉寿亭侯。但他仍身在曹营心在汉，临行时封金挂印，保二位皇嫂千里走单骑，过五关斩六将，会古城。后曹操败走华容道，关羽不顾自己立的杀头军令状，大义放曹。人称关羽赤面赤心武圣人。

木兰替父从军

南陈时，花木兰女伴男装，替父从军。在军中十二年未脱征袍，屡立战功。"不要尚书郎，重还女儿装"，千古受人们赞扬。

岳飞精忠报国

岳飞抗击外寇，还我河山。精忠报国的故事人人皆知，历代被人称颂。

（六）好人歌

大地生万物，骄贵为人类。
人中有好人，亦是人之瑞。

好人行好事,好人怀好意。

好人读贤书,好人应天地。

好人有德才,好人无妒忌。

好人皆诚实,好人言无戏。

好人多勤俭,好人无奢欲。

好人为国家,好人怀忠义。

好人建功业,好人轻利益。

好人为人民,好人必正义。

好人必大量,好人尊长辈。

好人惜生态,好人爱幼慧。

好人多宽容,好人无怨记。

好人有好报,好人有好遇。

好人传千古,好人人赞誉。

八、娱乐养生

"精神空虚催人老,生活多彩增寿缘。"据康复医学和老年医学专家研究,适当参加社会娱乐活动,培养爱好,可调节精神,增强机体功能,使人焕发青春,延缓衰老。娱乐活动多种多样,如琴棋书画、栽花养鸟、舞蹈、旅游、垂钓等。下面简单介绍音乐、棋道、书画、养花和垂钓等娱乐、爱好对保健养生的有益之处。

(一) 音乐养生

据历代文献记载:"抚琴以养心,歌咏能养性。心为声之主,乐者本于声。"据现代科学研究:音乐的声波有规律地震荡,传入人体后,使人体细胞发生和谐,同步共振。可调节人体内环境,促进内分泌系统释放多种生理活动物质,能增进新陈代谢,提高免疫力,兴奋大脑皮质,稳定情绪,消除紧张心理和协调全身各系统功能。俗话说:"对牛弹琴牛不懂。"现据有人观察,给牛听相应的音乐,牛情绪稳定,耕作奋力,吃草、倒嚼、消化等功能均加强。早在20世纪50年代,英国就建立了音乐疗法研究会,并出版了《音乐医学杂志》《音乐理疗学》等著作。70年代,英国剑桥大学医学院用音乐麻醉给数百名患者拔牙成功。80年代北京安定医院老人精神卫生中心,对68位老年抑郁症患者进行为期8周音乐治疗,94.7%患者症状缓解。

不同的乐曲对人们有不同作用。下面介绍几曲供参考选用。

(1) 振奋精神 《步步高》、《金蛇舞曲》、《狂欢》、《娱乐生平》等。

(2) 排除忧郁 《春天来了》、《喜洋洋》等。

(3) 消除疲劳 《锦上花》、《矫健的步伐》、《欢乐的海滩》、《水上音乐》等。

(4) 舒心 《江南好》、《春风得意》、《花好月圆》等。

(5) 镇静 《春江花月夜》、《平沙落雁》、《塞上曲》、《小桃红》等。

(6) 催眠 《二泉映月》、《平湖秋色》、《仲夏之夜》、《烛影摇红》等。

(二) 棋道养生

四四方方一座城,城里住有百万兵。

将军元帅对面坐,不动枪刀见输赢。

这是本人少年时代,先是听大人打给自己猜,后是自己又打给别人猜常用的谜语。猜着了,就是下棋。棋类主要有围棋和象棋。中国象棋历史悠久,源远流长。唐代诗人杜

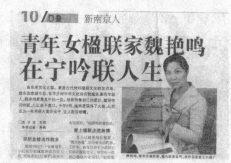

青年女楹联家魏艳鸣在宁吟联人生

金陵日报(2010 年 11 月 2 日)

牧诗曰:"得年七十更万日,与子期于局上消。"下棋一向被人们视为韬略性的战斗形象,是斗智斗勇、奥妙莫测、变化万千的艺术和纸上谈兵活动,把人带到既激烈较量又丰富多彩的世界里;下棋又是输也高兴赢也高兴的友谊活动,深受广大人民群众的喜爱。当代棋手聂卫平在 1985—1988 年,在中日围棋擂台赛中取得 11 连胜,被国家体委授予"棋圣"称号。青年楹联家,江苏省十佳女诗人写的下棋吟:"揪枰一局,自有仙家布阵,国士谋篇,当年樵斧山前,君臣湖上;韵致千秋,依然智者独钟,达人共爱,看今日亚洲对弈,世界聚焦。"2010 年在广州亚运会上作为唯一在官方网站上播诵的诗词。下棋不仅能调节人的精神情绪,还对防病治病和养生保健有着重要意义。

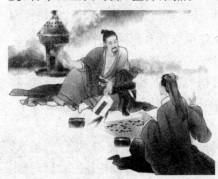

弈棋者长寿

(1)锻炼智力、提高记忆　下棋是一项较高智力活动,可锻炼人的意志,提高人的思维记忆能

力,防止脑细胞衰退。

(2) 熏陶性情、促进友谊 下棋既包含着激烈智力较量对垒,又是充满友谊的精神手谈。可培养人的良好品性和情操。宋代大文豪苏东坡曾写下观棋诗:"胜固欣然,败亦可喜。"

(3) 延年益寿 下棋能充实生活,消除寂寞。谈笑中决胜负,使人心情舒畅,起到调息、吐纳作用,有利于延年益寿。古今爱下棋的名人较长寿,如明末高兰泉、清末秋航,都寿高 90 余岁。

(三) 书画养生

书法能养性,绘画能健身。古往今来人们对书法绘画保健养生长寿早有认识,如欧阳修学书为乐,苏东坡爱砚成癖。一些论著中均谈到书画养颜怡神,助人长寿的经验。古画论中说:黄公望 90 岁而貌若童颜。米友仁 80 岁神明不衰,无疾而游。1988 年全国健康老人评选揭晓,上海市就有四位书法家入选。其中如书画家苏局仙 108 岁,画家刘海粟 94 岁。现代医学研究:美丽的字画能治疗身心创伤,使人感到轻松、愉快、心怡、和谐,稳定人的情绪,调节心理,给人勇气和力量。同时,对慢性消耗性疾病、精神抑郁症、消化性溃疡都有积极治疗作用。

1. 常练书法的六大好处

(1) 健身 作书绘画时精力集中,提神凝气,全神贯注,集周身之力于肩、肘、腕、掌、指和笔端,使人气血通畅,五脏和谐。自然是精神旺盛,健康长寿。

(2) 提神 作书绘画时平神静气,精神振奋,如行云流水,浑厚古朴,秀丽美娟,能陶冶情操,使人精神愉快,业余时间过得充实有意义。

（3）和家　书法绘画爱好者心神专注，视野开阔，不会计较繁琐小事。山水花鸟、人物神态，充满美丽和情趣，挂在家中雅裕共赏，家庭气氛宽松和睦。

（4）会友　书法之好是自然交友语言。朋友相聚，酣谈笔墨丹青是人生最大乐趣。

（5）扬国粹　书法绘画是国粹之一。练习书法绘画是对国学的肯定和弘扬光大。

（6）防病治病　古有"望梅止渴"、"画饼充饥"的说法。书法绘画对高血压、神经衰弱、偏头痛、冠心病、心律失常等疾病均可起到调节缓和作用。经研究：绘画的色彩对某些疾病也有治疗作用，如粉红色可通过下丘脑发出指令，减少肾上腺素分泌，使心率减慢，血压下降；碧绿色使人感觉心情凉爽，皮肤温度下降。

国外有人用书法绘画来治疗精神方面疾病。在发病初期让患者用灰色或黑色绘画，随着病情好转，用些明亮或鲜艳色彩绘画。精神分裂症者绘画时必然精力集中，精神抑郁症者绘画时感情得到活动激发。俄罗斯医学博士奥梅尔钦科用写正楷印刷体字的方法治疗100名口吃患者。经过两个月的正规书写治疗，由于条件反射，大部分患者都能说话慢条斯理，不再结结巴巴了。

（四）养花与养生

"红花绿叶添雅致，居家休闲善养花"

花形千姿百态，叶片葱翠深郁：给人们以美的享受。花不仅能美化环境、吸附粉尘、净化空气、防止污染、调节湿度、阻隔噪声、丰富生活、陶冶情操,还能在光合作用时吸收二氧化碳,释放人类生存所必需的氧气;有些花草树木还可吸收低浓度二氧化硫和氟化氢;有些花能分泌出杀病菌物质。临床试验表明:花香通过人的嗅觉,对人体起到调节中枢神经系统和内环境作用,能使人心情舒畅,精神清爽,在不知不觉中获得治疗和保健养生作用。不同花朵香味对人有不同治疗和保健效果,下面提几种供参考。

(1)天兰花　对人有镇静、安神、消除疲劳、促进睡眠及治疗神经衰弱等作用。

(2)中菊花　含有樟脑和菊花环酮等物质,有祛风散寒、清热理气、醒脑平肝明目作用。

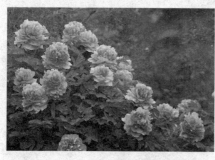

牡丹

(3)白菊花　煎汤或泡茶可用于降血压。做菊花枕可祛风散寒,清热解毒,平肝明目。

(4)丁香花　含有丁香酚等化学物质,有杀菌止痛作用。对肺结核、呕吐腹泻病症有治疗作用。其香味可使牙痛患者减轻疼痛。

(5)茉莉花　香味有理气开郁、辟秽和中功效。对抑郁症、心情苦闷的人有帮助。

(6)桂花　含多种芳香物质。清除疲劳,对狂躁型精神病有治疗作用。

(7)薰衣草　对心脏病,特别是心动过速患者有疗效。

（8）苏合花　可防治脑病、气喘病等。

（9）梅花　对治疗肝病、胃病有益。

（10）杜鹃花　治疗支气管炎、支气管哮喘。

（11）豆蔻花　治疗胃肠疾病。

（12）凤仙花、荷花　香味使人情绪稳定、温顺、怡静。

（13）紫罗兰、玫瑰花　使人爽朗、愉快、舒畅。

（14）橘树花　使人兴奋，积极向上。

（五）垂钓养生

> 金钩抛向碧波中，沿边一坐纳野风。
> 身后纷繁多少事，只顾长竿鱼漂红。

1. 钓鱼的意义

垂钓既是一项高雅文明的体育锻炼运动，又是一项动与静结合，松与紧结合，脑眼手结合，全身性保健养生、延年益寿的好方法。钓鱼历来被人们认为是一种修身养性、防病治病、其乐无穷的活动。钓鱼在我国历史悠久，早在新石器时代，就有渔猎活动。民间传说商、周交替时期，姜太公垂钓于渭水河畔，江苏怀安县有韩信钓鱼台，杭州西湖有乾隆钓鱼台。古代一些文人学士也留下不少描写钓鱼或借钓鱼抒发情感诗词。如李白"严陵不从万乘游，归卧空山钓碧流"。柳宗元："千山鸟飞绝，万径人踪灭，孤舟蓑立翁，独钓寒江雪。"

我国古代名医张仲景、李时珍都认为钓鱼能消除心脾燥热等疾病。国外疗养院设有钓鱼疗法，我国有条件的疗养院也有以钓鱼治疗慢性病的方法。

2. 钓鱼的注意事项

1）准备好钓鱼时所需物品及干粮、饮水等。

2）选择合适自己的钓鱼点，不可长途跋涉。特别患有高血压、心脏病的人更不宜去远处钓鱼。

3）钓鱼时注意保护眼睛，晴天不要坐在水塘面与太阳反光刺激的位置。

4）不要坐卧有潮湿的地方钓鱼和休息，避免染病。

5）夏日要注意避免毒虫叮咬、跌伤、弱水、雷击等事故发生。

6）钓鱼时要有耐心细心，不要着急。

7）钓鱼时间不宜过长，更不要傍晚了还在苦钓。

8）钓鱼是一种娱乐，主要是追求精神、情趣上的收获，不要一味追求多钓鱼、钓大鱼，达不到目的就垂头丧气。

9）钓鱼最好是结伴同行，万一遇到特殊情况可相互照顾。

 养生歌二首

衣食住行样样要，门门都要讲科学。
食物营养需合理，精神调节不可少。
动静结合炼身体，防病保健都需要。
精力充沛干事业，工作定有好成效。

＊　＊　＊　＊

人生有缘才相聚，相互理解要珍惜。
宽容谦让礼为先，勿因小事生情绪。
世上事情万千种，保健养生须牢记。
有了健康才幸福，幸福还要自争取。

第五章

防 治 篇

人的生、老、病、死是自然规律,而且疾病是各种各样,名目繁多的。本节只叙述较常见、顽固的,严重危害人们身心健康和需要长期治疗的代表性疾病。

一、部分常见病的防治和注意事项

(一) 高血压病

随着科学技术的发展,经济和生活条件的提高,高血压患者明显增多。我国自 20 世纪 50 年代以来进行过 3 次成人高血压普查。高血压患病率分别为 1959 年 5.11％,1979 年 7.37％,1991 年 11.88％。总体上呈明显上升趋势。推算我国现有高血压患者超过一亿五千万人。"三高"(高血压、高血脂、高血糖)人群也逐年增多。现就高血压病作些简要说明。

1. 血压与高血压病

(1) 血压的定义 所谓血压就是血液在血管内流动对血管壁的侧压力——血压。

(2) 影响血压的因素 主要包括:① 心脏动力;② 外周阻力;③ 循环血量;④ 大血管弹性。

(3) 高血压病的概念 高血压病就是以血压升高为主要临

床症状的综合征。

（4）高血压的原因　人体在各种原因下引起全身细小动脉痉挛，平滑肌细胞增殖和纤维化至硬化，血管壁增厚、管腔狭窄，大血管弹性降低，外周阻力增加，血液在血管内流动时对血管壁的侧压力增高，导致高血压。

（5）高血压的定义　收缩压持续＞140 mmHg 和（或）舒张压持续＞90 mmHg。

（6）高血压并发症　长期高血压可导致重要靶器官——心、脑、肾及眼底病变，即高血压并发症。

2．血压及高血压的分类

（1）理想血压　收缩压＜120 mmHg，舒张压＜80 mmHg。

（2）正常血压　收缩压＜130 mmHg，舒张压＜85 mmHg。

（3）正常高值　收缩压 130～139 mmHg，舒张压 85～89 mmHg。

（4）高血压

1 级：收缩压 140～159 mmHg，舒张压 90～99 mmHg。

亚组，临界高血压：收缩压 140～149 mmHg，舒张压 90～94 mmHg。

2 级：收缩压 160～179 mmHg，舒张压 100～109 mmHg。

3 级：收缩压≥180 mmHg，舒张压≥110 mmHg。

单纯收缩压增高：收缩压≥140 mmHg，舒张压＜90 mmHg。

亚组，临界收缩期高血压：收缩压 140～149 mmHg，舒张压＜90 mmHg。

3．高血压的治疗原则

（1）改善生活方式

1）减轻体重：尽量将体重控制在较正常范围低值。适用于所有高血压患者和应用降血压药物治疗者。

2）减少钠盐摄入：减少烹调用盐和腌制品。每人每日食盐不超过 6 g 为宜。

3）补充钙和钾盐：如每人每日吃新鲜蔬菜 500 g，喝牛奶 500 ml，可补充钙 400 mg，钾 1 000 mg。

4）减少脂肪摄入：膳食中脂肪应控制在总热量的 25% 以下。

5）限制饮酒：饮酒量每日不超过相当于 50 g 乙醇的含量。

6）增强运动锻炼：① 有利于减轻体重，改善胰岛素抵抗；② 提高心血管调节能力；③ 稳定血压水平。

（2）降压药物治疗　因降压药物较多，而且推陈出新，日新月异。就目前而言主要分为 5 类。

1）β受体阻滞剂：如美托洛尔、拉贝洛尔、倍他洛尔等。

2）血管紧张素转换酶抑制剂：如卡托普利、雷贝普利、西拉普利等。

3）血管紧张素受体阻滞剂：如伊贝沙坦、替米沙坦等。

4）钙通道阻滞剂：如硝苯地平、尼群地坪、卡罗地平等。

5）利尿剂：常用药有氢氯噻嗪、螺内酯、呋塞米等。

4. 高血压的控制目标

目前一般主张血压至少<140/90 mmHg。糖尿病和肾脏病合并高血压患者血压应<130/80 mmHg；老年人收缩压 140～150 mmHg，舒张压<90 mmHg（不宜低于 65～70 mmHg）。

5. 高血压十忌歌

一忌心焦虑，情绪受压抑。

二忌性子急，冲动发脾气。

三忌忙与乱，负重多难题。

四忌烦恼多,精神强刺激。

五忌嗜酒肉,体胖血流细。

六忌连失眠,熬夜少休息。

七忌头猛震,抬举过出力。

八忌大便干,内燥体温起。

九忌烈日晒,风寒亦应避。

十忌过紧张,也勿太大意。

按歌自检点,可防脑血溢。

6. 降压降脂食疗方

(1)藕节 藕既能食用又能治病,尤其是藕节有较好的降压作用。

(2)花生 降低胆固醇含量,减少血小板在血管壁沉积。有降低血压,使血脂恢复正常的作用。食用方法:选优质花生米用米醋浸泡1周食用。每日2次,每次15~20粒(花生衣可促进骨髓制造血小板,改善凝血因子,可治疗血小板减少、血友病、子宫功能性出血等)。

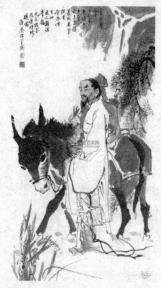

李时珍与《本草纲目》

(3)海带 内含微量元素碘和牛磺酸,能抑制和减少胆固醇吸收。有降低血压、血脂作用。

(4)燕麦 含有亚油酸和皂苷素。长期食用可降低血清总胆固醇、三酰甘油和β-脂蛋白,防止动脉粥样硬化。

(5) 沱茶　每天饮 3 杯沱茶可降低血中胆固醇和脂肪。

(6) 野菜　如马齿苋、野苋菜、胡萝卜、荠菜等,既有营养又有降压作用。

(7) 补充钙类　除医生处方药外,还可经常食用骨头汤。煮汤可加点食用醋,效果更佳。

(二) 糖尿病

1. 糖尿病概念

糖尿病是以血中葡萄糖水平增高为特征的代谢性疾病症候群,是多种原因引起人的胰腺 B 细胞分泌胰岛素功能减退,胰岛素缺乏和减少,或是胰岛素抵抗。血液中的葡萄糖不能转移到细胞内进行有效地利用。血液中的葡萄糖升高,致细胞外液渗透压增高,血液中葡萄糖随尿排出,故名糖尿病。

随着人民生活水平的提高,糖尿病亦变成常见病和多发病。据世界卫生组织估计:全球目前有超过 1.5 亿人糖尿病患者,到 2025 年这个数字将再增加 1 倍。1979—1980 年我国第一次调查成人患病率为 1%,1994—1995 年第二次调查为 2.5%。我国糖尿病发病率约 5%,患者人数居世界第二位。国家卫生部于 1995 年制定了《国家糖尿病防治纲要》2003 年 11 月启动中国糖尿病指南各项推广工作。

2. 糖尿病的诊断和并发症

(1) 诊断　糖尿病的典型症状是"三多一少",即多食、多饮、多尿和消瘦。它的伴随症状,如皮肤、泌尿道反复感染或伤口难以愈合等。时有心悸、异常出汗、视力下降、四肢皮肤感觉异常、性功能下降和女性外阴瘙痒等。因患糖尿患者群不断增多,凡有上述典型症状＋实验室检验:空腹血糖＞7.0 mmol/L,非空腹血糖>11.1 mmol/L,糖化血红蛋白8.0%,糖尿病诊断可成立。

(2)并发症 糖尿病经常是慢性过程,特别是2型。久病可引起多系统多器官损害。它的主要并发症是眼底、心脏、肾脏等靶器官功能损害,严重时可发生急性代谢紊乱,如酮症酸中毒、高渗性昏迷等。

3. 糖尿病的治疗原则

(1)一般治疗

1)糖尿病教育,消除紧张情绪。

2)适当有氧运动锻炼。

3)科学合理的饮食调节。

4)药物辅助治疗。

5)定期血糖和糖化血红蛋白监测。

(2)糖尿病的药物治疗 目前主要分为口服给药和注射给药两类。

1)口服给药:① 促进胰岛素分泌剂:如格列本脲、格列吡嗪、格列喹酮;② 双胍类:二甲双胍、苯乙双胍;③ α-葡萄糖苷酶抑制剂:阿卡波糖、伏格列波糖;④ 胰岛素增敏剂:罗格列酮、比格列酮。

2)注射给药:胰岛素,分为短效、中效、长效、短中效混合液和中长效混合液。根据各人的具体情况选用。

4. 糖尿病的控制标准

项 目	良 好	一 般	较 差
空腹血糖(mmol/L)	3.7~6.1	<7.0	>10.0
非空腹血糖(mmol/L)	4.4~8.0	<10	>11

项 目	良 好	一 般	较 差
糖化血红蛋白(%)	＜6.5	＜7.5	＞8.0
血压(mmHg)	130/80	＜160/95	＞160/95
总胆固醇(mmol/L)	＜4.6	＞4.6	＞6.0
高密度脂蛋白胆固醇(mmol/L)	＜1.0	＜1.1	＞1.1

5. 糖尿病患者饮食

(1) 平衡饮食

1) 主食：粗细粮搭配。

2) 辅食：荤素食搭配。

(2) 食物种类

1) 谷薯类：如米面、豆类、薯类。主要含糖类、蛋白质、维生素等。

2) 菜果类：主要含矿物质、维生素、纤维素等。

3) 肉蛋类：肉、蛋、豆、奶等，为机体提供蛋白质、脂肪等。

4) 油脂类：如油脂、坚果类，为机体提供能量。

(3) 适当增加膳食纤维摄入　可延缓糖、脂肪吸收，减少饥饿感，保持大便通畅。

1) 可溶性纤维：燕麦、荞麦、水果、海藻等。

2) 不可溶性纤维：谷物表皮、水果皮核、蔬菜、茎秆、玉米、白菜等。

(4) 增加维生素矿物质的摄入

1) 维生素 B 族：粗粮、干豆、绿蔬菜。

2) 维生素 C：新鲜水果类。

3）钙类：牛奶、豆制品、海产品。

4）钠盐：每日 6～8 g(高血压患者每日 5 g)。

5）镉：参与葡萄糖耐量因子组成，如菌菇类、牛肉、粗粮等。

6）锌：粗粮、豆制品、海产品、红肉等。

（5）多饮水　有利于血糖稀释和体内代谢产物排泄。

（6）限量饮酒　如空腹、注射胰岛素和口服黄脲类降糖药。饮多量酒易致低血糖，如无法避免时可饮少量低度酒。

6. 糖尿病患者饮食控制

1）每天热量中，糖类应占 50％～60％，脂肪占 20％～30％，蛋白质占 10％～20％。

2）三餐平衡分配，加强早餐。

3）三餐定时定量，均有糖类、脂肪、蛋白质。

4）多选纤维素、维生素，必须为矿物质类食物。

5）主食以粗粮、杂粮为佳，少吃油炸、油煎等高热量食物。

7. 糖尿病患者歌

身患糖尿病，情绪要稳定。

心理要平和，食疗要认真。

运动宜适当，药物要慎行。

既要管住嘴，亦要迈开腿。

饮食须调节，还要减去肥。

六要六个点，治病较平安。

精神轻松点，知识多学点。

饮食节制点，运动坚持点。

药物常用点，病情检测点。

做到六个点，疾病减少点。

　　　　身体健康点,药费节省点。

　　　　生活幸福点,人能长寿点。

8. 糖尿病患者饮食歌

　　　　清淡素食皆为佳,粗制杂粮并不差。

　　　　一日三餐七分饱,饥饿可配菜豆渣。

　　　　如用脂肪选素油,多用调拌少烹炸。

　　　　甘肥咸食均不宜,贪杯痛饮也可怕。

　　　　疲乏消瘦肌无力,可食瘦肉鸡鱼鸭。

　　　　适量水果桃较美,黄瓜西瓜哈密瓜。

　　　　菜豆薏米南瓜黄,清热利湿效果佳。

　　　　青菜桃仁治头晕,荠菜降糖亦降压。

　　　　体弱喝点骨头汤,肥胖患者配冬瓜。

　　　　莲子芡实医尿频,二目昏花杞菊茶。

　　　　蔬菜瓜果豆制品,家常菜肴配合花。

　　　　控制饮食加药疗,出现症状早诊查。

　　　　适当运动勤锻炼,绽开健康长寿花。

 常用食物含糖量(每 100 g 含糖量)

　　大米 76 g、面粉 75 g、面条 77 g、鲜玉米 29 g、内脂豆腐 4 g、豆腐干 4 g、豆浆 1 g、干黄豆 21 g、干绿豆 65 g、油面筋 80 g、千张 6 g、菱角 20 g、红豆 3 g、扁豆 7 g、蚕豆 19 g、毛豆 12 g、绿豆芽 2 g、黄豆芽 1 g、荞麦 12 g、白皮山芋 18 g、红皮山芋 30 g、空心菜 2 g、莴笋 1 g、青菜 1 g、苋菜 1.3 g、香菜 2 g、冬瓜 2 g、黄瓜 6 g、南瓜 8 g、甜橙 10 g、胡萝卜 6 g、白萝卜 3 g、韭菜 2 g、土豆 16 g、藕 17 g、山药 9 g、竹荪 2 g、菠菜 1 g、花菜 3 g、洋葱 10 g、大

白菜 3 g、大蒜 28 g、荠菜 2 g、芹菜 2 g、丝瓜 4 g、青椒 5 g、茼蒿菜 2 g、番茄 3 g、茄子 3 g、金丝菇 4 g、蘑菇 2 g、干木耳 39 g、干香菇 12 g、藕粉 85 g、哈密瓜 8 g、西瓜 6 g、草莓 8 g、芦柑 10 g、鲜桂圆 19 g、蜜橘 14 g、梨 10 g、鲜荔枝 14 g、芒果 7 g、红枇杷果 11 g、苹果 10 g、葡萄 10 g、柿子 16 g、桃 10 g、香蕉 19 g、柚 9 g、猕猴桃 13 g、核桃仁 8 g、炒花生仁 21 g、花生 11 g、炒西瓜子 7 g、鲜牛奶 4 g、全脂牛奶粉 41 g、脱脂牛奶粉 8 g。

（三）冠心病

1. 概念

冠状动脉粥样硬化性心脏病简称冠心病。主要是指冠状动脉粥样硬化导致血管腔狭窄或阻塞，功能改变，引起心肌缺血、缺氧或坏死等心脏病变，亦称缺血性心脏病，是严重危害人们健康与生命的常见病之一。

2. 发病特点

本病多发于 40 岁以上。男性多于女性，脑力劳动者多于体力劳动者，发达国家多于发展中国家。高血压、糖尿病、脂代谢紊乱发病率较高。近年来本病发病率呈逐年增长趋势。

3. 分型

1979 年 WHO 将冠心病分为 5 型。

（1）无症状性心肌缺血　又称隐性冠心病，患者无明显症状，仅在动态或负荷较重时心电图可出现缺血变化。

（2）心绞痛　发作时胸骨后疼痛，是由一过性心肌缺血引起。

（3）心肌梗死　冠状动脉闭塞引起心肌缺血坏死，症状较严重。

（4）缺血性心肌病　长期心肌缺血或坏死引起心肌纤维

化,心脏增大,发生扩张型心肌病、心力衰竭。

(5) 猝死　心肌缺血引起严重心律失常,心脏骤停。

4. 冠心病的判断和自测要点

1) 冠心病的患者多为 40 岁以上中老年人。

2) 有反复出现脉搏不齐,不明原因心跳过速或过缓。

3) 平卧睡眠有时突然胸痛、心悸、呼吸困难,需立即坐起或站立方能缓解。

4) 听噪声、剧烈活动或排便困难时会出现心悸、胸闷等不适。

5) 心绞痛发作时胸骨后压榨性绞痛,并向左上肢、颈部、颌下、肩背放射,或伴胸闷、出冷汗等。

5. 治疗原则

冠心病的治疗较为复杂,按以上 5 种分型不同,治疗亦各不同。现只介绍冠心病的基本治疗原则:主要是降低血脂,促进动脉内膜粥样斑块稳定;减少血栓形成;降低不稳定心绞痛和心肌梗死发生;纠正心力衰竭。

(1) 发作期治疗

1) 立即休息:一般在停止活动后症状可逐渐缓解。

2) 药物治疗:主要是扩张冠状动脉血管,增加冠状动脉血流量。降低外周主力,减轻心脏前后负荷和心肌耗氧量,缓解心绞痛。① 硝酸甘油,0.3～0.6 mg,舌下含,约 2 分钟见效,维持约 30 分钟。② 硝酸山梨酯,5～10 mg,舌下含,3～5 分钟见效,维持 2～3 小时。

(2) 缓解期治疗

1) 避免诱发因素:① 调节饮食:每餐不可过饱;② 禁烟酒;③ 减轻精神负担,保持心情舒畅;④ 适当活动,以不致发生心绞痛为度。

2) 药物治疗：① 硝酸酯制剂：长效硝酸甘油 2.5 mg,每日 3 次。5-单硝酸异山梨酯 20～40 mg,每日 2 次。② β-受体阻断剂：阿替洛尔、美托洛尔、塞利洛尔等。③ 钙通道阻断剂：维拉帕米、硝苯地平等。④ 血管扩张剂：如双嘧达莫(潘生丁) 25～50 mg,每日 3 次。⑤ 中成药治疗：速效救心丸、丹参滴丸、银杏滴丸、冠心苏合丸等。

3) 其他治疗：如高压氧治疗、介入治疗(包括直接 PTCA、支架植入、补救性 PCI1、溶栓再通)手术治疗等。

6. 冠心病患者的自我护理

1) 平时应保持情绪乐观,心胸豁达,家庭和睦,心境平和,有利于血管放松,可减少心绞痛等发作。

2) 生活要有规律,饮食应低脂、低盐、低糖,戒烟、忌烈性酒,适度活动,控制体重在正常范围内。

3) 伴高血压者应经常监测血压情况,及时调整药物,使血压控制在理想水平。一般要求血压<140/90 mmHg。

4) 心绞痛发作：胸骨后压榨性绞痛或伴胸闷、出冷汗等。应立即停止活动,并用硝酸甘油 1～2 片含于舌下。

5) 剧烈心绞痛：持续时间较长不能缓解,应警惕心肌梗死可能,须立即去医院就诊。

(四) 慢性支气管炎与支气管哮喘

1. 概念

慢性支气管炎与支气管哮喘是在各种内源性和外源性因素作用下,支气管和细支气管平滑肌痉挛,黏液腺体肥大增生,纤毛上皮损伤脱落,支气管壁基底膜增厚,管腔狭窄,呼吸时出入肺部气体不同程度受阻,发出鸣笛样声音,即为哮喘。本病经常反复发作。主要症状为咳、痰、喘、炎。如未经合理治疗,可逐渐发展为肺气肿—肺心病—心肺脑综合征,是一种严重危害人民健康,而且较难治愈的顽固性常见病。通过全国各地普查,老年人发病率占15%左右,有些地区高达20%~30%。

2. 病因

较为复杂,至目前还不十分清楚。大致原因:① 遗传因素;② 环境因素;③ 理化因素(包括气候变化、大气污染、长期吸烟和接触有害气体);④ 感染因素;⑤ 过敏因素等。

3. 诊断标准

1) 反复发作哮喘,咳嗽、胸闷、气急。

2) 发作期两肺可闻及散在性或弥漫性哮鸣音。

3) 哮喘症状可经治疗缓解和自行缓解。

4) 排除其他原因引起的哮喘、咳嗽、气急、胸闷。

5) ① 支气管激发试验和运动试验阳性;② 支气管舒张试验阳性;③ 昼夜 PEF 变异率20%。

4. 治疗

目前尚无特效根治方法。治疗的目的为控制症状,防止病情恶化、气道阻塞,维持正常肺功能。

(1) 脱离变应原 有的患者能自己找到引起哮喘发作原因,应尽力避免。

(2) 药物治疗

1) 发作期治疗:① β-肾上腺素受体激动剂:如沙丁胺醇、特布他林、非诺特林等(可选用干粉吸入、气雾吸入、口服和静脉注射剂等);② 抗胆碱类药:异丙托溴胺、噻托溴胺等;③ 茶碱类:氨茶碱、安溴索等,口服或静脉注射。

2）控制哮喘发作治疗：① 糖皮质激素类：地塞米松、布地奈德、氟替卡松、琥珀酸氢化可的松、舒利达等；② 色甘酸钠、尼多酸钠等；③ 抗过敏制剂：酮替酚、西替利嗪、氯雷他定等。

3）免疫治疗：① 特异性免疫：有相应变应源菌苗；② 非特异性免疫：支气管菌苗、卡介苗、转移因子等。

4）中医中药治疗：① 中成药：如止咳定喘胶囊、蛤蚧定喘胶囊、百合固金丸等；② 中药汤剂。

5. 支气管教育和管理

1）树立信心，长期适当治疗，完全可以控制发作。

2）找出哮喘发作诱因。结合个人具体情况，避免再次诱发哮喘的方法。

3）基本了解哮喘病理和发病机制。

4）熟悉哮喘发作先兆表现和相应处理方法，如舒利达干粉吸入。

5）学会家中自行监测病情，掌握简易应急处理措施。

6）知道哮喘药物的作用和副作用及应用方法。

7）患者与医生共同制定长期恒定的防止复发方案。

8）掌握病情在什么时候应该去医院就诊。

9）定期监测肺功能和病情随访。

10）中医理论有冬病夏治的方法，亦有效果。

（五）急性脑血管疾病

1. 脑血管疾病类型

常见的脑血管疾病主要分为两大类：一类是出血，如脑溢血、蛛网膜下隙出血；另一类是缺血，如脑血栓、脑栓塞，通称脑梗塞。现用比较表简述如下。

四种急性脑血管病比较表

	脑溢血	蛛网膜下隙出血	脑血栓	脑栓塞
发病机制	多见内囊出血	先天脑血管畸形和动脉瘤破裂出血	任何部位、血管硬化血流缓慢时阻塞	任何部位血流栓子堵塞脑血管
年龄	40～60岁	多见青壮年	60岁以上多见	任何年龄
发病情况	急骤,在运动时或有血压升高因素时	急,任何时间或用力时	较慢,安静时或血流缓慢时	急骤、任何时间
前驱症状	多无	无	多有	无
意识障碍	多有障碍	意识模糊	多正常或轻度障碍	正常或轻
头痛	有	剧烈	轻	轻
呕吐	可有	有	无	多无
高血压	较高	无	中等	无
脑膜刺激征	不明显	明显	无	无
肢体运动障碍	可有"三偏"	无	某肢体或某部位	可有相应部位
脑积液	压力高淡血性	压力高明显血性	正常	正常
CT显示	有明显出血灶	可有边缘型出血影	梗塞灶	梗塞灶

2. 治疗原则

(1) 急性期治疗

1) 出血类脑血管疾病共同点：

⊙ 应急处理：① 保持安静,尽量减少搬动；② 患者头部稍垫高,并侧向一方；③ 注意口腔卫生,保持呼吸道通畅；④ 发绀时应给予吸氧；⑤ 有呼吸道阻塞时可做气管切开；⑥ 防止肺部感染和压疮。

⊙ 稳定血压：有高血压者应用降压药,将血压稳定在相应水平,如利舍平等肌内注射。

⊙ 降低颅内压：常用有 20％甘露醇和 25％山梨醇及呋塞米(速尿)等。

⊙ 止血药应用：如止血三联、巴曲酶(立止血)等。

⊙ 防止酸中毒和电解质紊乱。

⊙ 提高脑细胞营养：常用有脑水解蛋白物和胞二磷胆碱等。

⊙ 预防感染：适当应用抗生素,如青霉素类、头孢类等。

2) 缺血类共同点：

⊙ 扩张血管,增加脑血液供应,促进侧支循环。常用药有血塞通、654－2、5％碳酸氢钠溶液、低分子右旋糖酐、丹参和红花注射液等。

⊙ 脑细胞激活剂和脑细胞营养剂等。

⊙ 对症处理：① 有颅内压增高,脑细胞水肿可给脱水剂；② 有高血压应适当调整血压。

(2) 恢复期治疗　脑血管疾病后遗症治疗的共同点。

1) 功能锻炼：包括肢体功能锻炼和语言再次训练。

2) 药物辅助治疗：① 有高血压应用降血压药；② 脑细胞

及周围神经恢复药,如脑复新、曲克芦丁、维生素 C 和维生素 B 族类。

3) 中医治疗:① 针灸和按摩治疗;② 中成药,如步长脑心通、银杏叶片等。

(六) 急性上消化道出血的了解和治疗

上消化道出血系指屈氏韧带以上的消化道,包括食管、胃、十二指肠及肝、胆、胰等病变引起的急性出血,是内科常见急症之一,也是严重威胁患者生命的疾病之一。急性上消化道出血一般都先行内科治疗,在内科治疗无效时再行外科手术治疗,患者往往失去耐受能力。因此,内科治疗急性上消化道出血的成败与否是关系到患者健康与生命的重要环节。现将本人在治疗临床急性上消化道出血方面叙述如下。

1. 出量的估计

出量的估计对补液、输血、抗休克等处理和进一步治疗极为重要。

1) 少量失血:一般出血在 500 ml 左右(占总血量的 20% 以下),血容量轻度减少,可由组织液及脾贮血所补偿,可无自觉症状,也可能出现机体代偿性心率、脉搏加快,血压可正常或稍偏低。

2) 急性失血 600~1 200 ml 时(占总血量的 20%~40%),患者可出现头晕、心悸、出冷汗、乏力、口干等症,脉搏每分钟增至 100~120 次及以上,收缩压可降低或明显降低,脉压差缩小。

3) 急性失血 1 200~2 000 ml 时(占总血量的 40%~60%),患者周身出冷汗、心悸、胸闷,甚至有晕厥、四肢冰凉、尿少、烦躁不安,脉压差明显缩小,脉搏细弱速或触不清,收缩压可降至 50～70 mmHg 及以下。

4）急性失血达 2 000 ml 以上，患者除晕厥外，有胸闷、气短、周身湿冷、无尿，脉搏细微或测不到，收缩压可降至40 mmHg 以下或测不到。

2. 治疗

（1）一般治疗

1）患者卧床休息，保持安静；采取两膝弯曲或平卧位，抬高下肢 30°，头抬高 15°。加强护理，给予持续低流量吸氧。保持呼吸道通畅，防止呕血及呕吐物吸入呼吸道引起肺炎或窒息。

2）可放置胃管，吸出胃内积血。

3）食道静脉曲张破裂出血的患者应禁食。

4）消化性溃疡、胃黏膜病变所致的呕血，可给流质饮食。

5）严密监测患者体温、脉搏、呼吸、血压等生命体征的变化，给予动态心电图监护，记录呕血和黑便的量。

6）进行病因诊断，根据患者的耐受情况，行急症胃镜检查，明确上消化道出血部位及病因。患者耐受力差者也可根据情况初步估计。

（2）补液、输血等抗休克治疗　如患者生命体征不平稳，适当给予补液、输血等抗休克治疗。输液后如仍不能维持血压，说明失血量较大或仍有活动性出血，需要输入全血，没有全血可用血浆代制品或其他胶体液，还应根据血气分析结果纠正酸碱失衡和电解质紊乱。

（3）止血治疗

1）胃内降温：口服或通过胃管以 10～14℃ 冰水反复灌洗胃腔而使胃降温，从而可使血管收缩、血流减少，出血部位纤维蛋白溶解酶活力减弱，达到止血目的。

2）口服止血剂：消化性溃疡的出血是黏膜病变出血，采用血管收缩剂如去甲肾上腺素 8 mg，加于冰盐水 150 ml，分次口服，可使出血的小动脉强烈收缩而止血（此法不主张用于老年人和高血压患者）。

3）止血药物：① 止血四联：有增强抗血纤溶，血小板聚集，有利于合成凝血因子和修复伤面。可选用止血敏 3 g、止血芳酸 300 mg、维生素 K 130 mg、维生素 C 2 g＋5％葡萄糖 250 ml 静脉滴注。② 食管胃底曲张静脉破裂出血患者，给予垂体后叶素 10～15 U 加入 10％葡萄糖液 250 ml 中缓慢静脉滴注。立止血 50 000 U＋10％葡萄糖液 250 ml 静脉滴注。③ 胃十二指肠溃疡出血、急性胃黏膜病变出血，给予止血制酸，修复溃疡面。如质子泵抑制剂：奥美拉唑 80 mg＋5％葡萄糖液 250 ml 中缓慢静脉滴注等。

4）内镜直视下止血：内镜直视下既可及时作出诊断，又可采用局部治疗等新技术止血。有效率为 94％～95％，特别适于不宜做紧急外科手术的肝硬化出现食管胃底静脉曲张破裂出血者。① 内镜直视下局部喷洒 5％ Monsell 液（碱式硫酸铁溶液），有促使血液凝固的作用，从而达到止血目的；② 内镜直视下高频电灼，电凝血管止血，适用于持续性出血者的暂时性止血；③ 内镜下激光治疗，使组织蛋白凝固，小血管收缩闭合，在血管内形成血栓止血；④ 内镜下注射硬化剂止血，用于肝硬化出现食管胃底静脉曲张破裂出血。

5）改良式三腔管气囊压迫：改良式三腔管就是在管腔中央的孔道内可以通过一根细径的纤维内镜，可以直接观察静脉曲张出血及压迫止血的情况。

6）降低门脉压力的药物止血：使出血处血流量减少，从而达到止血。适用于肝硬化食管静脉曲张的出血。如生长抑素及其衍生物奥曲肽(善得定),静脉缓慢推注 100 μg,继而每小时静脉滴注 25 μg。

7) 中药白甘胶治疗：采用中药白甘胶治疗可收到较理想的效果。白甘胶对溃疡、炎症和损伤面有亲和力,可吸附、粘连、覆盖在损伤出血面上,使出血迅速停止。溃疡、炎症和损伤面可在黏痂下修复愈合,对溃疡炎症损伤面既有止血作用又有治疗作用。不能口服者还可用胃管经鼻插入病灶器官处,用注射器注入给药。

8) 针对病因治疗：是防止和治疗急性上消化道再次出血的根本,故在情况允许的条件下尽快查出病因,针对病因治疗。① 十二指肠溃疡引起的出血者,给予雷贝拉唑或用奥美拉唑等,口服或缓慢静脉滴注。② 各种原因引起急、慢性胃炎十二指肠炎症,治疗原则：忌用或少用对胃黏膜有损害的药物,同时应用抗菌药、抗酸剂及胃黏膜保护药。如阿莫西林＋雷贝拉唑＋复合维生素 B 口服。连服 7 天后去阿莫西林,改复方黄连素＋雷贝拉唑＋复合维生素 B 口服。1 个月一个疗程。如阿莫西林对有胃肠道反应,亦可改用复方黄连素。急性期可用氨苄西林＋西咪替丁静脉滴注等。③ 肝硬化门静脉高压引起食管胃底静脉曲张破裂出血,应予降低门脉压力的药物治疗,效果不佳者可改用外科手术治疗,如行脾切除＋肾分流术等。④ 胃癌、食管癌临时止血后,根据具体情况选择内科化疗或外科手术治疗等。⑤ 其他不同原因引起的上消化道出血,均应针对不同病因治疗。

(七) 心肺脑胃肠病五不能歌

五病若发生,要记五不能。

哮喘病发作,切记背不能。

设法多吸氧,呼吸道通匀。

脑溢血突发,震颤皆不能。

头部需稳定,赶快找医生。

急性脑梗塞,也是慢不能。

及时来治疗,少得后遗症。

心脏病发时,千万动不能。

快服急救药,救护车速临。

胃肠穿孔病,颠簸亦不能。

及时做手术,免遭毒血症。

以上五种病,急救记在心。

遇事不要慌,头脑要冷静。

避开五不能,方能保太平。

(八) 眼病预防歌

防止近视和眼病,也是不离讲卫生。

毛巾脸盆不共用,勿用赃物擦眼睛。

写字坐姿要端正,必须长期持以恒。

眼距书本需一尺,胸离书桌拳一纯。

三指握笔有讲究,笔尖指尖距一寸。

光强光弱均不宜,适中光线是基本。

亮光应从左边来,读书写字都舒心。

环境晃动影响稳,观看书报均不应。

持续读写有时限,定时活动需认真。

保健眼操有成效,防病护眼乐年轮。

（九）颈椎病预防歌

颈椎患病常有例，预防主要靠自己。
伏案时间勿太长，体育锻炼要经常。
枕头不宜高与硬，一拳高低较适应。
前后左右轻扭头，颈椎灵活亦自由。
平时不要猛转颈，扭头动作力求稳。
牛奶鱼虾若偏爱，防骨增生有依赖。
适度牵引或按摩，消除挤压筋血活。
颈椎保健长注意，大脑心胸均有利。

（十）胃肠疾病预防歌

胃肠疾病经常见，认识了解应为先。
各种炎症和溃疡，消化道功能紊乱。
还有良恶性肿瘤，上升趋势看逐年。
拥有健康好胃肠，预防保健亦有方。
一是饮食讲卫生，防止病原入口侵。
二要菌毒远离口，饭前便后洗洗手。
三是心情要舒畅，功能调节会增强。
四应定时和定量，一日三餐均有讲。
五是注意生冷硬，过冷过热都伤身。
六忌强酸和强碱，最好不酒也不烟。
七不汤茶来泡饭，化学饮料也少餐。
八剩饭菜要蒸熟，消灭有害微生物。
九是食物要新鲜，去除腐败和霉变。
十不暴饮与暴食，既要细嚼又慢咽。

十一服药要注意,避免胃肠受刺激。

十二常吃姜和蒜,防治炎症与保健。

十三勤做按摩操,增强消化亦重要。

十四不适需体检,提高警惕防未然。

胃肠保健记心间,身强体健别有天。

(十一) 看病歌

看病最好医院行,依次挂号去就诊。

千万别忘带病历,用药历史细说清。

举止言谈声要轻,候诊不要围医生。

有序就诊心平静,情绪烦躁难查明。

医患需要配合好,舒心省时病除根。

开门见山说病症,直言求医啥事情。

细听医生说分明,免得心中有疑问。

医嘱句句记清楚,了解防治按履行。

二、服药的注意事项

人患了疾病,除采取各种调节和护理外,用药治疗亦是必然的。给药的途径一般有 3 种:注射给药、口服给药、局部给药。现就较常用的口服给药的注意事项予以说明。

(一) 口服药特点

1) 简便易行。

2) 较为安全。

3) 不宜注射的药物或患者。

4）吸收不完全,效果不稳定。

5）适用于较慢性或轻型的疾病。

(二) 服药前注意事项

1）大致了解药物治疗作用和副作用,服用方法及注意事项,包括慎用、忌用和禁用等。

2）查看药物的出厂、有效、失效三期,避免服用过期失效药物。

3）在有效期内还要查看药物的色着、质量,避免服用潮湿、变质、腐败的药物。

4）服药应用温开水,不能过烫和过少。一般水温不高于40℃,水量不少于 100 ml,以免烫伤或药物滞留食管。

5）含有铁质或鞣酸的药物,不宜用茶水服用。

6）对消化道有刺激性药物最好饭后服用。一般而言,治疗消化道、泌尿道药物宜饭前服用,治疗呼吸道和皮肤类药宜饭后服用。

7）一般应尽量用较悠久老牌性药物。因较常用,临床用的病例多,安全性较大。

8）服药期间如出现不适情况,应立即停药,如药物性皮疹、头晕、嗜睡、精神异常、血尿和严重消化道反应等。

9）有肾脏功能不全者,应按用药说明书上规定延长给药时间。

10）对肝、肾功能有损害和对造血系统有抑制的药物,应定期复查肝、肾功能和血象。

11）孕妇、小儿及年老体弱者用药,应按说明书严格掌握。

12）小儿喂药,应碾碎,用温开水溶化,以免成粒药滑入气管发生阻塞危险。大哭时也不要仰面灌药，以免灌入气管引起呛咳和呼吸困难及继发感染等。

（三）服药歌

有病需服药，安全亦可靠。
服药得与失，务必要记牢。
广告谨慎信，注重在疗效。
多听医生话，要相信科学。
不论药贵贱，对症药就好。
小儿喂药时，谨防气管跳。
十二项注意，用时须想到。
服前仔细看，记好服药歌。

三、疾病自测预防歌

（一）脑血管病变自测歌

梗塞脑血溢，先亦有兆应。
溢血是大病，具有突然性。
重视防二病，警忆先觉情。
面口若歪斜，患侧肢麻频。
语言有困难，人语难解明。
眩晕与嗜睡，非是因劳累。
头痛兼呕吐，并未食酒醉。
此皆溢血兆，应即半卧位。
适度调血压，请医首为最。

（二）腹痛疾病自测歌

腹痛不适常有讲，认识诊断自测量。
自查腹部勿笼统，四方分区和中央。
肝胆疾病右上腹，胃部横跨腹上方。
胰腺肾脏腹膜后，左季肋区藏脾脏。
空肠回肠中间居，右下阑尾和盲肠。
女孩子宫与附件，下腹直肠前膀胱。
经常数次轻隐痛，可能慢炎来影响。
持续疼痛伴发热，急性炎症细端详。
疼痛若是阵发性，梗阻诊断有指望。
伴随发热和黄疸，胆道阻塞皆症状。
停止排便和排气，恶心呕吐亦腹胀，
肠型包块气水声，肠道梗阻可能样。
突然发生剧烈痛，出血穿孔有异常。
穿孔多有板状腹，出血明显血压降。
急腹症都当重视，速到医院去看望。
做个 B 超摄个片，大致病情有印象。
确诊若须继续查，应请医生拿主张。

（三）肝炎自测歌

腹部右上方，肝脏与胆囊。
该区若疼痛，病在胆肝脏。
隐痛或闷痛，感觉持续长。
可疑是肝炎，肝病有多样。
一是甲型肝，厌油和脂肪。

黄疸兼黄尿,肝功也异常。
二曰乙型肝,传染亦隐藏。
感觉常乏力,食欲亦不畅。
应该去检查,肝功加五项。
三曰丙丁戊,暂时少见望。
还有酒精肝,饮酒有过量。
根据现情况,治疗和预防。

(四) 胆囊炎、胆石症自测歌

胆囊有症候,痛在右上方。
惧吃油炸物,脂多菜难尝。
慢症反复发,急症十天望。
剧烈发作时,疼痛亦加强。
肩背牵涉痛,恶寒来相顾。
发热兼黄疸,腹胀或呕吐。
体温若较高,胆道可受阻。
确诊做B超,结石看清楚。
泥沙结石小,利胆排石路。
石大若阻塞,宜速做手术。

(五) 阑尾炎自测歌

人生任何年,易患阑尾炎。
腹部疾病中,亦是较常见。
转移右下腹,疼痛持续煎。
历时数小时,症状无缓减。
局部触诊按,压痛反跳连。

此时若确诊,也可无差偏。

该病勿大意,拖延亦危险。

治疗不及时,脓肿或孔穿。

腹胀腹肌紧,并发腹膜炎。

及时动手术,劝君莫迁延。

切除病阑尾,永远不再患。

四、防病治病的食物

(一) 有益健康防病的食物

1. 菠菜

(1) 防治贫血　菠菜中富含铁。铁是人体造血原料之一。经常吃菠菜的人面色红润、光泽、可远离缺铁性贫血,也是女性月经时期的好食品。

(2) 增强体质　菠菜中含有可观的蛋白质,可促进身体发育,精力旺盛。

(3) 保护皮肤　菠菜中富含维生素 K,这是很多蔬菜、水果中缺乏的。人的头发光亮,皮肤白净有光泽,也少不了维生素 K。

(4) 排出毒素　菠菜可以帮助排泄人体肠胃里的有毒物质,避免便秘;且菠菜的热量较低,常吃也不会发胖。

(5) 保护视力　菠菜中的胡萝卜素在体内会转化成维生素A,可降低或延缓视网膜退化,对常用电脑的人有帮助。

(6) 稳定情绪　菠菜中的维生素 A、维生素 B、维生素 C可以帮助人缓解紧张情绪,改善忧郁心情。

(7) 胚胎健康　菠菜中的叶酸对孕妇较为重要,怀孕期间补充充足的叶酸,可以避免胎儿有发育缺陷,减低新生儿白血病、先天性心脏病的发病率。

2. 西红柿

(1) 防癌益心　西红柿中的西红柿红素具有很高的抗氧化作用,它能保护细胞不受伤害,修补已受损的细胞,抑制和清除人体内的自由基,保护心血管系统,降低心脏病、高血压的发病率,对防癌、抗癌有一定效果。

(2) 增进食欲　西红柿中含有丰富的维生素 A、维生素 B、维生素 C、维生素 P、纤维素、有机酸、钙等。常吃西红柿可以防治口腔溃疡,改善消化不良,增强食欲。

(3) 精力旺盛　经常吃西红柿可以增强人的耐力,如果与蛋黄、培根、面包等配合吃,还能提高人的精力和免疫力。

(4) 养颜美容　西红柿含有维生素 P,是细胞正常代谢不可缺少的物质,可防止色素沉着,使皮肤色素、暗斑消退,保持皮肤白净。

3. 马铃薯

(1) 润肠护胃　生活在气候干燥地区的人多吃些马铃薯,能缓解燥热、便秘,还可益气、润肠、护胃。

(2) 消除眼袋　把马铃薯片贴在眼睛上,可以减轻眼袋,对细小的皱纹也有作用。据说经常将马铃薯的汁涂在指甲上,能够使指甲更细腻、光洁。

4. 蘑菇

(1) 富含营养　蘑菇中的蛋白质含量多在 30% 以上,比一般的蔬菜和水果要高出很多;有多种维生素和丰富的钙、铁等矿物质;还含有人体必需的 8 种氨基酸。

(2) 提高免疫　香菇经太阳照射后,所含的特殊物质会转化成维生素 D,被人体吸收后,可增强抵抗力。香菇还能够刺激人体产生干扰素,消灭体内的相关病毒和感冒病毒。

（3）降脂减肥　蘑菇中有大量无机质、蛋白质等营养成分和维生素 C 等,可促进人体的新陈代谢和组织修复;还有植物纤维素,可防止便秘,降低血液中的胆固醇;热量也较低,常吃也不会发胖。

5. 鸡蛋

（1）增强记忆　鸡蛋中的卵磷脂、三酰甘油、胆固醇、卵黄素等,对神经系统和身体发育有很大作用,对记忆力减退有一定的延缓效果。

（2）美容养颜　常吃鸡蛋对面部容颜有滋润、保护作用(有人经验:用刚煮熟的热鸡蛋在脸上滚几分钟,可促使面部皮肤血管舒张,增强血液循环和皮肤吸收营养物质。再用冷水洗,使毛孔和血管收缩,是简单又经济实惠的美容方式)。

（3）提高精力　如果人体内缺乏维生素 B_2,人就会情绪抑郁,终日疲惫,经常感到全身无力。每天坚持吃一两个鸡蛋,很快就会变得精神焕发。

（4）有宜皮肤　鸡蛋中的蛋白中有一种能消耗人体的维生素 H 物质,皮肤弹性可能会变差。蛋黄不会消耗维生素 H,可以帮助合成维生素 H,蛋白、蛋黄一起吃对皮肤有益。

6. 鱼

（1）调节心情　鱼中有一种特殊的脂肪酸,与人体大脑中的"开心激素"有关。所以人在感觉情绪低落时,有意识地多吃一些鱼,心情会渐渐好起来。鱼肉中还含镁和硼,镁有镇静效果,经常吃鱼肉可以使紧张的情绪得到缓解。

（2）软化血管　动脉硬化的早期症状之一就是内皮功能失

调，致动脉痉挛硬化。鱼肉中的氨基酸可以防止或延缓动脉硬化（比如吸烟会引起内皮功能失调。如果一时戒不了烟，也可多吃点鱼会有益）。

7. 大豆

（1）预防冠心病 大豆中的脂肪以不饱和脂肪酸居多，是防止冠心病、高血压、动脉硬化的较好食品。

（2）抑制肿瘤 豆类中的异黄酮素和金雀异黄素均有较强的抗氧化剂，对降低女性的乳腺癌和宫颈癌有帮助。

（3）延缓衰老 大豆中的黑豆不仅有较强的预防动脉硬化作用，还能消除体内的自由基，延缓老化。

（二）防癌饮食措施

国际卫生组织推荐饮食防癌措施如下所述。

（1）少吃脂肪 食肉类过多，高脂肪代谢易诱发癌症（特别是直肠癌）。

（2）不吃霉变食物 霉变食物可产生毒素和黄曲霉，有诱发肝癌可能，如霉变花生米、黄豆、玉米、油脂等粮油食物。

（3）少吃过烫食物 过烫食物易损伤食管和胃黏膜上皮细胞，有癌变可能。

（4）不要长期吃单一食物 食物要多样化，使人体摄入营养平衡，有利于防止细胞癌变。

（5）不饮烈性酒，不抽烟 烈性酒和烟都含有致癌物质。

（6）少食辛辣调味品 辛辣调味品可促进癌细胞增生和癌症恶化，如茴香、花辣、肉蔻、肉桂等。

（7）少吃盐腌食品 如腌肉、泡菜、熏制食品等。因亚硝酸盐有诱发胃癌可能。

（8）少喝含有酒精类饮料　可防止喉癌、食管癌。

（9）多吃新鲜绿叶蔬菜　增加体内维生素，抑制癌细胞繁殖，如水果、菌菇、菠菜类等。

（10）多吃粗纤维食物　可减少直肠癌发生，如胡萝卜、芹菜等。

（11）多吃含维生素物 A 和维生素 B 食物　可减少肺癌发生，如肝、蛋、奶、胡萝卜等。

（12）合理进食补品　增强人体免疫功能，如人参、蜂王浆、薏米等。

（三）防癌歌

卫生经常讲，防病记心上。

提高警惕性，癌症也能防。

首先应戒烟，饮食别太烫。

两素要具备，营养均匀讲。

烤熏火燎食，不宜多品尝。

少吃着色物，饮酒应少量。

通风粮勤晒，勿吃发霉粮。

致癌黄曲霉，易染杂粮上。

玉米和花生，发霉最为强。

果菜洗干净，去污防毒霜。

致癌亚硝胺，易生咸菜缸。

馒头蒸锅水，也是致癌汤。

煤烟车废气，癌物其中藏。

心胸应宽广,切勿暗悲伤。

减戒怒与躁,容忍较为上。

不多愁善感,不郁郁寡欢。

不孤僻离群,性格宜开朗。

健身需运动,锻炼应经常。

知识时时记,防癌保健康。

注 两素即维生素和纤维素。

(四) 具有医疗作用的食物

(1) 降血压,降血脂,防止动脉硬化食物　海藻、山楂、黑木耳、大蒜、莲子、洋葱、芹菜、海蜇、蜂蜜等。

(2) 降血糖及止渴食物　猪胰、马乳、山药、红豆、苦瓜、洋葱等。

(3) 清热解毒食物　西瓜、冬瓜、黄瓜、苦瓜、绿豆、乌梅、菠萝、葫芦、鲫鱼等。

(4) 消炎杀菌食物　大蒜、菠菜根、马齿苋、冬瓜子、蘑菇等。

(5) 祛痰止咳食物　白果、杏仁、冬瓜皮、橘子、萝卜、冰糖等。

(6) 润肠通便食物　核桃仁、芝麻、松子、香蕉、蜂蜜等。

(7) 预防感冒食物　醋、大蒜、生姜、淡豆豉等。

(8) 止血食物　花生衣、黄花菜、木耳、莲蓬、丝瓜络、乌贼骨等。

(9) 催乳食物　鲫鱼、猪蹄、南瓜子等。

(10) 解毒作用食物　番茄、绿豆、茶叶、白扁豆等。

(11) 涩肠止泻食物　大蒜、焦山楂、焦麦芽、焦谷芽、炒陈皮、炒山药、莲子、薏米等。

（五）缺钙食疗

1. 钙的需要量

中国营养学会推荐：成年男女每日需供给钙 800 mg；孕妇和喂奶期需 1 500 mg；1～6 月龄婴幼儿需 400 mg，6 月龄至 3 岁需 600 mg，3～8 岁需 800 mg，10～12 岁需 1 000 mg，13～16 岁需 1 200 mg，16～18 岁需 1 000 mg。

2. 钙的摄取主要来源

1）每日从膳食中摄取。

2）人体应保证一定日照时间（皮下胆固醇可转化部分钙）。

3）奶和奶制品（人奶为 34 mg/100 g，牛奶为 120 mg/100 g）

4）虾皮、豆类、芝麻、海带等及其制品。

5）含维生素类 D 食物等。

（六）补血食疗

贫血大部分是缺铁和缺营养引起的。除采取医疗用药外，还应提供饮食调养。

1）婴幼儿辅食：如蛋黄、肝类、瘦肉、青菜等。

2）成年人饮食：如绿色蔬菜、海带、豆类、蛋黄、牛肉、肝类等。

3）老年人饮食：适当提高膳食内动物蛋白质含量，以提高铁的吸收。

（七）减肥食疗

减肥的方法很多，其重心就是少吃含糖和高能量食物（包括酒类），减少食盐摄入等。下面介绍几种食疗减肥方法。

（1）冬瓜减肥法　冬瓜有利尿排出体内多余水分,有助于减肥。取冬瓜 30 g 烧汤或煎水饮均可。

（2）荷叶减肥法　荷叶有降血压、降血脂、减肥作用。夏季可用鲜品,无鲜荷叶可用干的煎水代茶饮用或和米煮粥食用。

（3）玉米须减肥法　玉米须有利水和减少体内胆固醇积蓄。取干玉米须 3 g 冲开水 250 ml 代茶饮(不加糖)。

（4）食醋减肥法　食醋有消除体内脂肪和促进糖、蛋白质代谢作用。每日食用 15～20 ml。

（5）饮茶减肥法　茶有抑制食欲,降低血脂,清热利湿作用。特别是肥胖伴有高血压、高血脂、冠心病、糖尿病患者较佳。

(八) 一句话防病治病小常识

身体健康人人向往。黄金不为贵,健康无价宝(因防病治病方面的知识较多,不能一一叙述,现用一句话一条简述防病治病小常识,可自行理论)。

1) 有病宜早治,无病应早防。

2) 春不露背,夏不卧石,秋不睡板,冬不蒙头。

3) 晨起梳头、擦脸可增加面部和大脑血液循环。

4) 温水刷牙可护牙洁齿。

5) 勤剪指甲可清除细菌滋生。

6) 蔬菜经常进胃肠,疾病快逃亡。

7) 常喝萝卜汤有益于胃肠健康。

8) 食物缺铁,易患贫血。

9) 缺碘人可常吃点海带。

10) 缺钙人可吃些虾皮、豆浆和牛奶。

11) 中药黄精有延缓衰老作用。

12）伤风感冒常是百病先兆。

13）防感冒应注意着凉。

14）大便经常干燥易患痔疮。

15）小病乱用药，重病难医治。

16）常人突然瘦，必有三分忧。

17）肥胖是某些疾病的基础。

18）有胃肠炎症的患者应少吃糖类和喝饮料。

19）有心脏肝胆疾患者要少吃高脂肪类和油煎食物。

20）有高血压和肾性水肿患者要低盐饮食。

21）皮肤患者不宜穿化纤衣服。

22）常站立谨防大隐静脉曲张。

23）下肢静脉曲张出血时应立即平卧，抬高患肢。

24）情绪是癌症的活化剂。

25）思病病易来，疑病病易生。

26）多愁善感的人易患疾病。

27）上楼梯或登山岗是强筋健骨良方。

28）平时注意姿势端正对预防疾病有好处（俗话说：站如松、坐如钟、卧如弓、走如风）。

29）坐立不正当心驼背或脊柱病变。

30）夏天凉水洗澡，可减轻皮肤晒伤；冬天凉水洗脸，可增加耐寒。

31）怀孕有时能治疗偏头痛。

32）常吃蒜可防治肠炎。

33）常吃姜有益健康。

34）每天吃半块豆腐，可预防血管病。

35）蜂蜜可刺激血红蛋白和红细胞的生长。

36）幼儿久吹空调易患肺炎。

37）慢性牙病有可能影响心脏和胰腺癌变。

38）咽喉炎患者用淡盐水含漱咽部，可消炎、止痛、止痒。

39）决明子泡茶饮有降血压、降血脂作用。

40）服鱼肝油或钙类制剂过量易患结石。

41）蚊虫咬伤后涂点牙膏可止痒、消炎。

42）剖宫产后遗症可能伴随一生。

43）秋天"心肌梗死"发病率较高。

44）春末夏初和秋末冬初慢支易复发。

45）高血压患者应避免突然弯腰或剧烈头震。

46）脑出血头部应避免过多活动，可降温急救头部。

47）慢性支气管患者应避免吸烟和吸入有害气体。

48）心脏病患者应避免狂喜狂怒等情绪骤变。

49）口唇缺氧发绀应及时就医。

50）中医的冬病夏治亦有效果。

51）脱发每日服用1汤匙蜂胶，春秋服较佳。

52）糖尿病患者要提防蚊虫叮咬感染。

53）便秘每日午餐前服用2匙量的蜂蜜。

54）吃梨可排泄致癌物质。

55）菠萝叶含抗癌成分。

56）常服维生素C有预防消化道癌症作用。

57）雷弗奴儿溶液湿敷或浸泡可治疗多种皮肤疾病。

58）40岁以上人群应实行肿瘤"年检"制。

59）洋葱有降血脂、软化血管作用。

60）睡前慎服降压药。

61）预防乙肝应注意病从口入和注射乙肝疫苗。

62）经常食醋有降血压、防止动脉硬化和治疗冠心病效果。

63）用醋熏蒸居室能杀灭病毒与细菌，预防感冒与传染病。

64）照明太多易缺钙或染上现代照明病。

65）经常用脑可预防老年痴呆症。

66）了解点防病治病知识会终身受益。

第六章

方药篇

俗话说:"单方治大病,草头方气死名医。"古往今来,用单方、验方治病的医生和患者屡屡皆是。有的单方看起来没多大科学理论,但在临床实践中确实能治好相应的疾病。现就本人常用的单方、验方说明如下,仅供参考。

一、常用的单方

1. 白甘胶治疗急性消化道出血

中药白甘胶的制作:白芨 250 g、甘草 250 g,用温开水浸泡 30 分钟,再加开水约 2 500 ml,煎沸后改文火慢熬约 3 小时。取 2 ml 冷凉后用拇、示两指腹摩擦,若感觉粘连

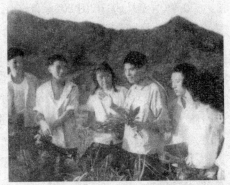

大别山采药(摘自 1976 年 7 月安徽省图片展览,左四为作者)

如胶状即可,否则再熬。熬剩药液约 800 ml,去渣后,再取阿胶 30 g,溶化后加入药液内拌匀即可。加温后每次服 15～20 ml,

每日 3 次,7 天 1 个疗程。不能口服者可用胃管经鼻孔插入病灶器官处,用注射器注入给药。

注 1999 年和 2002 年本人写成论文刊登在《中华中西医结合》和《世界传统医学》杂志上。

2. 慢性肾小球肾炎、肾盂肾炎

1) 新鲜荠菜 150 g,洗净切碎,与粳米 75 g 同煮成粥。一日分次吃完,每日 1 剂。

2) 荠菜也可煎汤饮和当菜吃均可。

3) 鲜车前草 30 g,鲜白茅根 30 g,煎服。每日 1 剂(用干草减半)。

3. 慢性支气管炎、支气管哮喘

红旱莲(晒干全草)煎服或泡茶长期饮用。(本法于 1976 年经药理实验,并于 1982 年获安徽省科技奖)

4. 色素斑(包括老年斑)

1) 鲜生姜片 10 g,用 200～300 ml 开水浸泡 5～10 分钟,加入 10～15 g 蜂蜜调匀当水喝,每日一剂。维生素 E 1 粒,每日 1 次;维生素 B_2 每次 30 mg,每日 3 次。

5. 面神经麻痹(适用于面瘫恢复期)

1) 用右手食指按摩患侧下关穴、颊车穴、地仓穴约 5 分钟,再用手掌自患侧下颌向上至头顶连续向上推拿 20 余次,每日 1～2 次。

2) 用一个硬毛牙刷敲击患侧面部的肌肉,每日 2 次,每次敲击 10 分钟以上。

6. 高血压

1) 夏枯草或车前草经常当茶饮。

2) 车前子:每日 9 g,水煎服。经治 1 个月无效,则加至

20～30 g,3 个月为一疗程(舒张压降低具有临床意义)。

　　注　车前子降压原理经实验研究表明:① 减少细胞外液及心输出量,从而降低血压。② 车前子酸、琥珀酸、车前苷、胆碱等成分能引起某些组织释放组胺,直接或间接作用于组胺受体,使血管扩张,血压下降。③ 车前草素能兴奋副交感神经,抑制交感神经,使末梢血管扩张,减慢心率,改善心功能。④ 降低血液黏稠度,减少血小板的集聚。⑤ 还有镇静等作用。

　　7. 风湿疼(四肢关节、脊柱)

　　生川乌 10 g,生草乌 10 g,五味子 10 g(三药需捣碎),党参10 g,先用温开水浸泡 30 分钟,装玻璃瓶内,加白酒 500 ml。浸泡 10 天后,每日震荡 1 次,每晚服 5 ml(如服后感觉头昏,周身麻木感,应再减半量或停服。

　　8. 肺结核

　　黄精 15 g,黄芩 10 g,白芨 10 g,百部 12 g,夏枯草 10 g,水煎服。每日 1 剂,连用 6～7 个月。

　　注　本方是经药理试验,按西医理论抗痨。主要用于对西药抗痨有反应者,如肝功能损害或粒细胞减少症等。

二、民间单方、验方

　　(1) 头皮屑　用生姜切片,放入锅里煮沸,待水温不烫的时候,倒上适量醋,用水经常洗头。

　　(2) 痤疮　准备 1～2 颗白果去壳切开,晚上睡前(温水清洗过的面部)用切面频搓,一边搓一边削去用过的部分,换新鲜的切面继续搓。

　　(3) 护肝、养肝　甘草 6 g,党参 10 g,泡水当茶饮。

（4）贫血

1）老年性贫血：三红汤，红枣 7 枚，红豆 50 g，花生连衣适量。三味熬汤或煮粥用。

2）常喝猪肝汤。

3）胎盘 6 个，放阴凉处自干后用瓦锅焙黄研沫。每日 2 次，每次 3 g，开水冲服。

（5）急性腰椎间盘突出　沙子 1 kg，干辣椒 100 g，花椒 100 g，生姜 100 g 切片，粗盐 500 g，一起炒热，放布袋内。患者仰卧，将布袋垫在腰部热敷。

（6）治疗少白头

1）首乌 10 g，熟地 10 g，甘草 5 g，开水浸泡当茶饮，连用 3 个月。

2）积壳装枕头，连枕半年。

3）何首乌 150 g，黑芝麻 150 g，加红糖水煮沸，分 3 次吃完，连用 2 个月。

（7）治疗脚气的简单方法　方法：取浙江产绿茶 100～150 g，放于瓷盆里，加开热水 2 000～3 000 ml，待水温时（脚有明显的能够忍受的热感，不伤皮肤的温度为宜），把脚浸放到茶水里 20～30 分钟。中间若水温下降过快，可在炉上加温热，每晚 1 次，连用 7～10 次一疗程。

注　① 可用较普通绿茶，但越新鲜越有功效，最好是当年的新茶。② 不宜用金属盆子。③ 晚上用后不要再穿鞋袜，直接上床睡觉。④ 茶水的浓度可以适当增加，一般相当于喝的浓茶。

民间相传治疗消化道癌症方（仅供参考）

红枣 18 个，铁树 1 叶（花店有卖，供观赏的那种也可。叶小的加 2～3 叶,大的 1 叶就够了),半枝连 50 g,白花蛇舌草 100 g。四味药合一齐煎服。煎 2 次,水的分量要漫过药为准。煎好后分次喝,每日 1 剂。

三、常用中成药

中成药是采用天然中草药经加工制成。它具有安全有效、毒副作用小、服用和携带方便等优点。有人称它是符合人们需要的时尚绿色用药。本章介绍本人在临床上常用的具有代表性中成药,供需要者和家庭保健应用时参考(**下述药物,即便为非处方药(OTC),也要听从医师或药师的建议**)。

(一) 感冒和上呼吸道感染药

1. 羚羊感冒片(OTC)

【功能与主治】清热解表。用于流行感冒、发热、咳嗽、头痛、咽喉肿痛等。

【用法及注意】口服 2 片,每日 3 次。忌食辛辣食品,戒烟酒。

2. 银翘解毒片(OTC)

【功能与主治】辛凉解表,清热解毒。用于治疗风热感冒、发热头痛、口干、咽喉痛等。

【用法及注意】口服 4 片,每日 2～3 次。① 忌食烟酒辛辣食品;② 风热感冒不宜使用;③ 不宜同时服用滋补性中成药。

3. 桑菊感冒片(OTC)

【功能与主治】疏风清热,宣肺止咳。用于风热感冒、头痛、咳嗽、口干、咽痛。

【用法及注意】口服 4～6 片,每日 2～3 次。不宜同时服用滋补性中成药。

4. 双黄连片(OTC)

【功能与主治】辛凉解表,清热解毒。用于风热感冒、发热、咳嗽、咽喉肿痛等。

【用法及注意】口服 4 片,每日 3 次;① 忌食烟酒辛辣、生冷油腻食物;② 风寒感冒不宜使用。

5. 清开灵颗粒(OTC)

【功能与主治】清热解毒,镇静安神。用于外感风热所致高热不退、急性呼吸道感染、支气管炎、急性扁桃体炎、咽喉肿痛等。

【用法及注意】口服,每次 3～5 g,每日 3 次。久病体弱、有腹泻者慎用。

6. 板蓝根颗粒(OTC)

【功能与主治】清热解毒,凉血消肿。用于各种热毒所致内热症候、流感、流行性腮腺炎、流行性乙型脑炎、传染性肝炎、麻疹、急性呼吸道感染、支气管炎、急性扁桃体炎、咽喉肿痛等。

【用法及注意】开水口服,每次 3 克,每日 3 次。偶见有消化道症状。

(二) 治疗咳喘类药

1. 止喘镇咳胶囊(OTC)

【功能与主治】止喘镇咳,清热解毒,理肺祛痰,顺气安神。用于治疗哮喘、干咳、痰多。现代用于治疗呼吸功能不全,急、慢性支管炎、肺气肿、肺心病。

【用法及注意】口服,每次 3～4 粒,每日 3 次。预防哮喘,每日1次。忌食辛辣,戒烟酒。

2. 蛤蚧定喘丸(OTC)

【功能与主治】滋阴清肺,祛痰平喘。适用于治疗虚劳咳喘、气虚胸闷、自汗盗汗等。

【用法及注意】开水口服,每次3~4粒,每日3次。预防哮喘,每日1次。忌食辛辣,戒烟酒。

3. 神奇枇杷止咳颗粒(膏)(OTC)

【功能与主治】止咳化痰。用于治疗呼吸道感染、支气管炎。

【用法及注意】口服,每次15 ml,每日3次。小儿酌减。忌食辛辣,戒烟酒。

4. 急支糖浆(OTC)

【功能与主治】宣肺止咳,清热化痰。用于治疗呼吸道感染,急、慢性支气管炎。

【用法及注意】口服,每次15~20 ml,每日3次。小儿酌减。忌食辛辣,戒烟酒。

5. 蛇胆川贝液(OTC)

【功能与主治】清热化痰,止咳。用于治疗呼吸道感染、支气管炎。

【用法及注意】口服,每次1支,每日3次。小儿酌减。① 忌食辛辣油腻食物;② 体质虚寒者慎用。

6. 川贝雪梨糖浆(OTC)

【功能与主治】益气清肺,清热,止咳化痰。用于治疗急、慢性支气管炎引起的咳痰及哮喘等。

【用法及注意】开水冲服,每次15 g,每日2次。① 忌食辛辣食物;② 戒烟酒。

7. 橘红丸(OTC)

【功能与主治】清肺,止咳,化痰。用于治疗咳嗽及痰多不易咳出等。

【用法及注意】口服,每次 2 丸,每日 2 次。① 忌食辛辣食物,戒烟酒;② 有支气管扩张、肺脓肿、肺结核、肺心病者,应在医师指导下服用。

8. 通宣理肺丸(OTC)

【功能与主治】解表散寒,宣肺止咳,化痰。用于治疗风寒咳嗽、发热无汗、周身酸痛等。

【用法及注意】口服,每次 2 丸,每日 2～3 次。① 忌食辛辣食物,戒烟酒;② 风寒咳嗽者不宜服用;③ 脾胃虚弱,痰湿壅盛者不宜使用;④ 有支气管扩张、肺脓肿、肺结核、肺心病及高血压患者,以及孕妇应在医师指导下服用。

9. 鱼腥草注射液(OTC)

【功能与主治】清热解毒,利湿。用于治疗咳嗽、肺脓疡、痈疖、白带及泌尿道感染等。

【用法及注意】每次 20～100 ml。用 5%葡萄糖液稀释后静脉滴注。用前须对光检查,如发现药液有混浊、沉淀、变色和漏气现象不能再用。片剂用法和注意见说明书。

(三) 治疗心脑血管病中成药

1. 通心络胶囊(处方药)

【功能与主治】益气活血,通脉止痛。用于治疗冠心病、心绞痛等。

【用法及注意】轻症每次 2 粒,重症每次 4 粒。每日 3 次。4周一疗程。① 用药后可出现胃部不适;② 出血患者及孕妇、月经期妇女禁用。

2. 速效救心丸(处方药)

【功能与主治】行气活血,祛瘀止痛。用于治疗气滞血瘀型冠心病、心绞痛等。

【用法及注意】含服,每次 4～6 粒,急性发作每次 10～15 粒。孕妇禁用。

3. 麝香保心丸(处方药)

【功能与主治】芳香温通,活血祛瘀,益气强心。用于治疗心肌缺血引起的心绞痛、心肌梗死等。

【用法及注意】每次 1～2 丸。或急性发作时服用。体质虚弱及孕妇和对本品过敏者禁用。

4. 复方丹参滴丸(处方药)

【功能与主治】活血祛瘀,理气止痛。用于治疗气滞血瘀引起的冠心病、胸闷胸痛、心悸气短等。

【用法及注意】含服,每次 10 粒,每日 3 次。孕妇禁用。

5. 脑心通胶囊(处方药)

【功能与主治】益气活血,化瘀通络。用于治疗气滞血瘀引起的中风、半身不遂、肢体麻木、口眼歪斜、胸闷心痛、心悸气短、脑梗死、冠心病、心绞痛等。

【用法及注意】口服,每次 2～4 粒,每日 3 次。胃病患者饭后服用。

6. 复方丹参片(丹参注射液)(处方药)

【功能与主治】活血化瘀,行气止痛。用于胸闷、心绞痛等。

【用法及注意】口服,每次 2～3 粒,每日 3 次。忌食辛辣食物。

7. 银杏片、银杏滴丸(处方药)

【功能与主治】活血祛瘀,通脉舒络。用于治疗高血压、动脉硬化、冠心病、心绞痛、脑血管痉挛以及动脉供血不良引起的疾病等。

【用法及注意】每次 1~2 片,每日 3 次。① 忌食辛辣食物;② 孕妇及心力衰竭者禁用。

8. 灯盏花素片(处方药)

【功能与主治】活血祛瘀,通络止痛。用于治疗冠心病、心绞痛、脑溢血后遗症等。

【用法及注意】每次 1 片,每日 3 次。① 不适应急性脑出血或有出血倾向者;② 孕妇禁用。

9. 安宫牛黄丸(处方药)

【功能与主治】清热解毒,镇惊开窍。用于治疗高热惊厥、高热昏迷等疾病。

【用法及注意】每次 1 丸,每日 1 次。① 忌食辛辣食物;② 孕妇禁用。

10. 红花注射液(处方药)

【功能与主治】活血祛瘀。用于治疗闭塞性脑血管疾病、冠心病、脉管炎等。

【用法及注意】静脉滴注:每次 15~20 ml。每日 1 次。14 天一疗程。① 不宜和其他药液混合应用;② 月经期停用;③ 用前须对光检查,如有混浊、沉淀、变色、漏气等现象不宜应用。

(四)治疗胃肠疾病药

1. 胃康灵胶囊(OTC)

【功能与主治】保肝和胃,散瘀止血,缓酸止痛,去腐生新。现代用于治疗急、慢性胃炎,胃十二指肠溃疡,糜烂性胃炎,胃出血等。

【用法及注意】口服,每次 3~4 粒,每日 3 次,饭后服用。

① 忌食辛辣食物；② 戒烟酒。

2. 溃疡灵胶囊（处方药）

【功能与主治】益气、化瘀、止痛。现代用于治疗胃、十二指肠溃疡。

【用法及注意】口服，每次 3～4 粒，每日 3 次，饭后服用。① 服药期间忌辛辣、烟酒、糖；② 虚寒症慎用。

3. 胃痛宁片（OTC）

【功能与主治】理气和胃，制酸止痛。现代用于治疗胃十二指肠溃疡、胃炎、胃痛、胃酸过多、食欲不振等。

【用法及注意】口服，每次 3～4 片，每日 3 次，饭后服用。① 孕妇忌用；② 糖尿病、儿童及年老体弱患者应在医师指导下应用。

4. 胃炎康颗粒（OTC）

【功能与主治】养阴和胃，理气止痛。用于治疗浅表胃炎、胃十二指肠溃疡、胃痛、胃部烁热不适、胃酸过多、食欲不振等。

【用法及注意】温开水冲服，每次 6 g，每日 3 次。饭后服用。① 服药期间忌生冷、糖类；② 儿童及年老体弱患者应在医师指导下应用。

5. 香砂养胃丸（OTC）

【功能与主治】温中和胃，理气止痛。用于治疗胃胀、胃酸和胃部不适、食欲不振等。

【用法及注意】口服，每次 9 g，每日 2 次。① 服药期间忌生冷油腻、糖类；② 儿童及年老体弱患者应在医师指导下应用；③ 胃部隐痛烧热，口干舌燥者不宜应用。

6. 固肠止泻丸（处方药）

【功能与主治】调和胃脾，涩肠止痛。现代用于慢性结肠炎、非特异性溃疡性结肠炎等。

【用法及注意】口服，每次 4 g，每日 3 次。忌辛辣、油腻及刺激性食物。

(五) 治疗头痛、眩晕类药

1. 复方羊角颗粒（处方药）

【功能与主治】平肝息风，理气止痛。用于治疗偏正头痛，血管性、神经性、紧张性头痛。

【用法及注意】口服，每次 1 袋，每日 2～3 次。① 服药期间忌辛辣，烟酒；② 孕妇忌用。

2. 镇脑宁胶囊（处方药）

【功能与主治】通络息风，活血化瘀。用于治疗内伤头痛伴恶心呕吐、视物模糊、肢体麻木、头晕耳鸣。现代用于治疗高血压动脉硬化、血管神经性头痛。

【用法及注意】口服，每次 4 粒，每日 3 次。① 服药期间忌辛辣，烟酒；② 外感风寒头痛忌用。

3. 全天麻胶囊（处方药）

【功能与主治】平肝、潜阳、止痉。用于治疗头痛眩晕、肢体麻木、癫痫抽搐等。

【用法及注意】口服，每次 2～4 粒，每日 3 次。服药期间忌辛辣、烟酒。

4. 川芎素片（处方药）

【功能与主治】活血化瘀，通络。现代用于治疗偏头痛、冠心病、脑血管疾病、脉管炎、白细胞、血小板减少症等。

【用法及注意】口服，每次 1～2 片，每日 3 次。1 个月一疗程。有出血倾向禁用。

5. 正天丸（处方药）

【功能与主治】养血平肝，活血化瘀，疏风通络，止痛。现代用于治疗多种头痛，如神经性头痛、颈椎病型头痛、月经期头痛等。

【用法及注意】饭后口服，每次 6 g，每日 3 次。半月一疗程。① 服药期间忌辛辣、烟酒；② 孕妇忌用。

（六）治疗高血压高血脂类中成药

1. 牛黄降压胶囊（丸）（处方药）

【功能与主治】清心化痰，镇静降压。现代用于治疗高血压病引起的头晕目眩、烦躁不安、心悸、失眠等。

【用法及注意】口服，每次 1～2 丸，每日 1 次。半月一疗程。① 忌辛辣、烟酒；② 腹泻忌用。

2. 珍菊降压片（处方药）

【功能与主治】清热利水，镇静降压。现代用于治疗高血压病引起的头晕、水肿等。

【用法及注意】口服，每次 1 片，每日 3 次。① 忌辛辣、烟酒；② 腹泻忌用；③ 本品其中含有部分西药，如芦丁、氢氯噻嗪等成分。

3. 复方罗布麻片（处方药）

【功能与主治】去脂降压。现代用于治疗高血压、高血脂症。

【用法及注意】口服，每次 2 片，每日 3 次。维持量每日 2 片。忌辛辣、烟酒。

4. 降脂片（处方药）

【功能与主治】补肝益肾，养血，明目，降脂。现代用于治疗高血脂症、头痛头昏、须发早白等。

【用法及注意】口服,每次 5 片,每日 3 次。腹胀、腹泻、脾胃虚弱者忌用。

5. 绞股蓝总苷(OTC)

【功能与主治】养心健脾,益气和血,除痰化瘀,降血脂。用于治疗心悸胸闷、头痛眩晕、健忘耳鸣、肢体麻木、自汗乏力、腹胀、血瘀等。

【用法及注意】口服,每次 1 片,每日 3 次。忌辛辣、烟酒。

(七) 治疗肝胆疾病类药

1. 肝达康颗粒(处方药)

【功能与主治】疏肝健脾,化瘀通络。用于治疗慢性乙型肝炎、迁延型肝炎、慢性活动性肝炎、肝脏纤维化等。

【用法及注意】口服,每次 6 粒,每日 3 次。1 个月一疗程。① 忌辛辣、烟酒;② 孕妇慎用。

2. 乙肝清热解毒胶囊(处方药)

【功能与主治】清肝利胆,利湿解毒。用于治疗急、慢性黄疸型肝炎,乙型肝炎活动期,乙型肝炎病毒携带者。

【用法及注意】口服,每次 6 粒,每日 3 次。① 忌食辛辣油腻,戒烟酒;② 有腹泻者减量应用。

3. 消石利胆胶囊(处方药)

【功能与主治】舒肝利胆,行气止痛,清热解毒,排石。用于治疗慢性胆囊炎、胆管炎、胆囊及胆总管结石、胆道手术后综合征等。

【用法及注意】口服,每次 3 粒,每日 3 次。孕妇忌用。

4. 护肝片(处方药)

【功能与主治】舒肝理气,健脾消食。用于腹胀腹痛、腰酸乏力、食欲不振。现代用于治疗慢性肝炎、转氨酶经常增高者。

【用法及注意】口服,每次 4 片,每日 3 次。忌食辛辣油腻,戒烟酒。

5. 二十五味松石丸(处方药)

【功能与主治】舒肝利胆,清热解毒,活血化瘀,理气健脾。现代用于治疗慢性肝炎、胆囊炎、中毒性肝炎、肝硬化、肝腹水等。

【用法及注意】口服,每次 1 丸,每日 1 次。忌食辛辣、油腻食物,戒烟酒。

6. 双虎清肝颗粒

【功能与主治】清热利湿,活血理气,养肝健脾,化痰理中。现代用于治疗慢性乙型肝炎、乙肝病毒携带者。

【用法及注意】口服,每次 1 袋,每日 2 次。① 忌食辛辣、油腻食物,戒烟酒;② 腹泻者慎用。

(八) 治疗泌尿道疾病类药

1. 癃闭舒胶囊(OTC)

【功能与主治】清热通淋,活血化瘀,温肾化湿。现代用于治疗前列腺增生引起的尿频、尿急、尿痛、尿闭,下腹疼痛,腰膝酸软等。

【用法及注意】口服,每次 3 粒,每日 2 次。腹泻者慎用。

2. 三金片(处方药)

【功能与主治】清热解毒,利湿通淋。现代用于治疗急、慢性肾盂肾炎,膀胱炎,泌尿道感染等。

【用法及注意】口服,每次 3 片,每日 2 次。忌食辛辣、油腻食物,戒烟酒。

3. 前列康片(普乐安)(OTC)

【功能与主治】清热利湿,补肾固本。现代用于治疗急、慢性前列腺炎,前列腺增生症引起的尿后淋沥、尿失禁等。

【用法及注意】口服,每次 3 片,每日 3 次。忌食辛辣、油腻食物,戒烟酒。

4. 复方石韦片(处方药)

【功能与主治】清热燥湿,利尿通淋。现代用于治疗急、慢性肾小球肾炎,肾盂肾炎,膀胱炎,尿道炎引起的小便不利、尿频、尿急、尿痛、尿闭、下腹水肿等。

【用法及注意】口服,每次 5 片,每日 3 次,15 天一疗程,可连服 2 个疗程。忌食辛辣、油腻食物,戒烟酒。

5. 前列舒丸(处方药)

【功能与主治】清热燥湿,利尿通淋。现代用于治疗慢性前列腺炎、前列腺增生引起的排尿不畅、尿频、尿急、尿痛、尿闭等。

【用法及注意】口服,每次 1~2 丸,每日 3 次。尿闭不通者慎用。

(九) 治疗肾病类药

1. 金水宝胶囊(OTC)

【功能与主治】补肾益肺,秘精益气。用于久咳哮喘、神疲无力、腰膝酸软、失眠健忘、阳痿早泄。现代用于治疗慢性肾功能不全、高血脂、肝硬化、月经不调等。

【用法及注意】口服,每次 3 粒,每日 3 次。忌食辛辣、油腻食物,戒烟酒。

2. 更年安胶囊(处方药)

【功能与主治】滋阴潜阳,除烦安神,补肾益肺,秘精益气。

现代用于治更年期引起的潮热出汗、眩晕耳鸣、烦躁失眠、血压升高等。

【用法及注意】口服，每次 3 粒，每日 3 次。忌食辛辣、油腻食物，戒烟酒。

3. 补肾宁片（处方药）

【功能与主治】温肾助阳，益气固本。用于治疗肾虚引起的男性阳痿、妇女更年期综合征等。

【用法及注意】口服，每次 3～5 片，每日 3 次。忌食辛辣、油腻食物，戒烟酒。

4. 刺五加片（OTC）

【功能与主治】补肾健脾，益气安神。用于治疗脾肾阳虚引起的体虚乏力、食欲不振、腰膝酸软、失眠多梦、男性阳痿、妇女更年期综合征等。

【用法及注意】口服，每次 2～3 片，每日 3 次。忌食辛辣、油腻食物，戒烟酒。

5. 知柏地黄丸（处方药）

【功能与主治】滋阴降火。用于治疗阴虚火旺引起的潮热盗汗、口干、咽痛、耳鸣、遗精等。

【用法及注意】饭后口服，每次 1 丸，每日 2 次。忌不易消化食物。

6. 桂附地黄丸（OTC）

【功能与主治】温补肾阳。用于治疗肾阳不足引起的腰膝酸冷、肢体水肿、咳喘痰多、消渴及小便不利等。

【用法及注意】口服，每次 7 粒，每日 2 次。忌食辛辣、油腻食物，戒烟酒。

7. 六味地黄丸

【功能与主治】滋阴补肾。用于治疗肾阴亏损、头晕目眩、腰膝酸软、盗汗遗精、骨蒸潮热、消渴等。现代治疗高血压、糖尿病、慢性前列腺炎、慢性肾炎、食管上皮细胞增生、神经衰弱、更年期综合征、甲状腺功能亢进、功能性子宫出血等。

【用法及注意】口服,每次 8 粒,每日 2 次。忌不易消化食物。

六味地黄丸新用途

六味地黄丸主要成分是熟地黄、山茱萸、牡丹皮、山药、茯苓、泽泻,是滋阴补肾的代表方剂,传统上应用于治疗肾阴不足、头晕目眩、腰膝酸软、耳鸣、遗精、五心烦热等症。近年来,通过临床观察,发现六味地黄丸还具有多方面的作用,有显著的增强免疫、抗衰老、抗疲劳、抗低温、耐缺氧、降血脂、降血压、降血糖、改善肾功能、促进新陈代谢及强壮等作用。

1) 小儿呼吸道反复感染,六味地黄丸对患儿免疫功能和体内的微量元素影响明显。每次 1 丸,每日 2 次。连用 1～2 个月。

2) 硅肺:用汉防己甲素(100 mg,3 次/日)和六味地黄丸每周同服 6 天,连用 2 个月,可使硅肺患者咳嗽、咳痰、胸痛及呼吸困难明显改善,感冒和支气管肺部感染率下降 90%。六味地黄丸每次 6～9 g,每日 2～3 次,愈后很少复发,如复发再服本药。

3) 轻中度高血压:六味地黄丸对体内的微血管影响明显,和复方丹参合用,血压下降率为 90.9%。

4) 糖尿病:六味地黄丸对体内的微量元素有影响调节作用,可使血糖稳定。用于轻、中性糖尿病或重性糖尿病的辅助治疗。

5）室性期前收缩（早搏）：六味地黄丸对室性和室上性早搏有较好的作用。

6）慢性肾炎、肾病综合征：尤以伴高血压者疗效较佳，对合并水肿型的患者亦有较好疗效。能消除蛋白尿及水肿，促进肾功能的恢复。用法每次8丸，每日3次，1个月为一疗程。

蛋白尿：急性肾炎患者水肿消失后，但尿蛋白仍存在，口服六味地黄丸，每次8～10丸，每日2～3次，服1～2个月可望消失。

7）预防药物性白细胞减少：六味地黄丸可治疗氯氮平、抗甲状腺和化疗等药物所致的粒细胞减少症。

8）更年期综合征：服用六味地黄丸3个月后，患者的潮红、潮热、出汗、心悸、焦虑、失眠等症状可得以改善。

9）类风湿关节炎：六味地黄丸代替糖皮质激素的应用，可避免糖皮质激素带来的副作用。用法：每次10丸，每日3次，1个月为一疗程。

10）脱发：用六味地黄丸治疗。每日2次，每次服18g，3个月为一疗程。

11）降低肝癌的发病率：甲胎蛋白低浓度持续阳性易转肝癌。六味地黄丸每次10丸，一日2次，连续服半年至1年。

12）慢性鼻炎、过敏性鼻炎：六味地黄丸可增强细胞免疫功能，抑制过敏反应，起到双向调节作用。六味地黄丸加色甘酸钠治疗过敏性鼻炎，停药后复发率较低。

13）食管上皮细胞重度增生（食管癌癌前病变）：每日晨起服8丸，连服1年。

14）脑溢血后遗症，如肢体运动障碍、口角歪斜等。

15）老年性痴呆。

16）老年皮肤瘙痒症。

17）工作紧张疲劳综合征。

18）复发性口疮、中老年人口干症。

19）老年性白内障：可改善视物模糊、晶状体混浊等症状。

20）角膜溃疡和各种眼病引起的视力下降。

21）须发早白，皱纹增多，皮肤枯燥等未老先衰现象。

22）美容和延缓衰老，如黄褐斑、瑞尔黑变等色素沉着病。

23）男子不育症：改善性激素分泌，促进正常精子的生成。

注 有资料讲述作用更多，但本人尚缺乏这方面临床验证，故未述及。

（十）治疗糖尿病药

1. 葛芪胶囊（处方药）

【功能与主治】益气养阴，生津止渴。用于治疗 2 型糖尿病引起的疲倦乏力、烦热多汗、腰酸耳鸣、口渴多饮、小便清长等症状。

【用法及注意】口服，每次 2～3 粒，每日 3 次。① 忌食辛辣、油腻食物，戒烟酒；② 定期复查血糖。

2. 金芪降糖片（处方药）

【功能与主治】益气清热。用于治疗 2 型轻性糖尿病引起的气虚烦热、口渴多饮、多食易饥、疲倦乏力等症状的辅助治疗。

【用法及注意】饭前半小时口服，每次 7～10 片，每日 3 次。2 个月为一疗程。① 忌食辛辣、油腻食物，戒烟酒；② 本品为辅助用。

3. 糖脉康颗粒（处方药）

【功能与主治】养阴清热，活血化瘀，益气固肾。用于治疗 2 型糖尿病引起的疲倦乏力、五心烦热、胸闷胸痛、肢体麻木、口渴多饮、便秘、自汗、盗汗等症状。

【用法及注意】口服,每袋 5 g,每次 1 袋,每日 3 次。① 忌食辛辣、油腻食物,戒烟酒;② 孕妇慎用。

4. 消渴丸(处方药)

【功能与主治】滋阴养肾,益气生津。用于治非胰岛素依赖型糖尿病引起的疲倦乏力、口渴多饮、多尿、多食易饥、气短消瘦、自汗盗汗等症状。

【用法及注意】口服,每次 1.25～2.5 g(5～10 丸),每日2～3 次。或遵医嘱。① 本品含有西药格列本脲。不良反应、禁忌证、药物相互作用等项应参阅格列本脲有关规定。② 亦应注意低血糖反应。③ 年老体弱患者慎用。④ 用药期间应定期查血糖、血象及肝、肾功能。

5. 玉泉丸(处方药)

【功能与主治】养阴生津,止渴除烦,益气和中。用于 2 型较轻型糖尿病。

【用法及注意】口服,每次 5 g,每日 3 次。孕妇忌用。根据病情可与其他药物配合应用。

(十一) 治疗骨关节类药

1. 愈伤灵胶囊(OTC)

【功能与主治】活血化瘀,消肿止痛。用于治疗跌打损伤、淤血肿痛和骨折的辅助治疗。

【用法及注意】口服,每次 4 粒,每日 3 次。孕妇忌服。忌食生冷、油腻食物。

2. 云南白药胶囊(处方药)

【功能与主治】活血化瘀,解毒消肿,止血,止痛。用于治疗跌打损伤、淤血肿痛、软组织损伤、闭合向性骨折、咯血、便血、肺结核出血、胃十二直指肠出血、子宫功能性出血等。

【用法及注意】口服,每次 1～2 粒,每日 2～3 次。① 孕妇忌用,过敏体质者忌用;② 忌食辛辣、油腻食物,戒烟酒。

3. 三七片(OTC)

【功能与主治】止血散瘀,消肿止痛。用于治疗跌打损伤、出血肿痛等。

【用法及注意】口服,每次 3～5 片,每日 3 次。① 孕妇忌服,儿童慎用;② 肾功能异常者禁用。

4. 麝香接骨胶囊(处方药)

【功能与主治】散瘀止痛,续筋接骨。用于治疗跌打损伤和骨折等。

【用法及注意】口服,每次 5 粒,每日 3 次。孕妇忌服。

5. 抗骨增生片(处方药)

【功能与主治】补腰肾、强筋骨、活血止痛。现代用于治疗脊椎炎、肥大型腰椎炎、颈椎综合征、骨质增生症等。

【用法及注意】口服,每次 4 片,每日 2 次。① 忌食辛辣、油腻食物,戒烟酒;② 孕妇忌服。

6. 复方夏天无片(处方药)

【功能与主治】祛风逐湿,舒筋活络,行血止痛。现代用于治疗风湿性关节炎、坐骨神经痛、脑血栓后遗症、小儿麻痹症后遗症等。

【用法及注意】口服,每次 2 片,每日 3 次。① 饭后服用;② 孕妇忌服;③ 儿童减量。

7. 风痛宁片(处方药)

【功能与主治】祛风除湿,活血通络,消肿止痛。用于治疗类风湿关节炎引起的肌肉酸痛、关节肿胀、麻木僵硬等症状。

【用法及注意】口服,每次2片,每日3次。1个月一疗程。① 饭前服用;② 孕妇及育乳期妇女禁用;③ 服药期间应定期查肝、肾功能和血象。

8. 壮骨关节丸(处方药)

【功能与主治】祛风除湿,活血通络,消肿止痛。用于治疗风湿性关节炎、颈肩腰腿痛、慢性软组织损伤及四肢骨折后遗症等。

【用法及注意】口服,每次6克,每日2次。1个月一疗程。① 饭后服用;② 服药期间应定期查肝、肾功能。

9. 雷公藤片(处方药)

【功能与主治】抗炎,抗免疫。现代用于治疗类风湿关节炎、肾小球肾炎、非特异性炎症、自身免疫性疾病等。

【用法及注意】口服,每次1~2片,每日2~3次。① 饭后服用;② 服药期间应定期查肝、肾功能。

(十二) 治疗气血两虚类药

1. 八珍益母胶囊(处方药)

【功能与主治】补气血,调月经。用于气虚两亏、体弱无力、月经不调等。

【用法及注意】口服,每次2~3粒,每日3次。忌食辛辣食物,戒烟酒。

2. 复方阿胶浆(OTC)

【功能与主治】补气养血。用于气血虚两亏、体弱无力、贫血及白细胞减少症等。

【用法及注意】口服,每次10 ml,每日2~3次。① 腹泻患者不宜应用;② 炎热天停用。

3. 强力升白片(处方药)

【功能与主治】补益气血。用于贫血及白细胞减少症等。

【用法及注意】口服,每次 2~3 片,每日 3 次。忌食辛辣食物,戒烟酒。

4. 复方红衣补血口服液(OTC)

【功能与主治】健脾、补益气血。用于缺铁性贫血及白细胞减少症等。

【用法及注意】口服,每次 10 ml,每日 3 次。忌食辛辣食物、茶,戒烟。

5. 脑心舒口服液(OTC)

【功能与主治】滋补强壮,镇静安神。用于治疗身体虚弱、心神不安、失眠多梦、头目眩晕、神经衰弱等。

【用法及注意】口服,每次 10 ml,每日 3 次。忌食辛辣食物、茶,戒烟。

(十三) 治疗便秘类药

1. 通便灵胶囊(OTC)

【功能与主治】泻热导滞,润肠通便。用于治疗热结便秘、久卧床便秘、老年习惯便秘等。

【用法及注意】口服,每次 5~6 粒,每日 1 次。① 忌食辛辣食物,戒烟酒;② 孕妇忌服。

2. 复方芦荟胶囊(处方药)

【功能与主治】调肝益肾,清热润肠,宁心安神。用于治疗热结便秘、习惯便秘等引起的腹痛腹胀等。

【用法及注意】口服,每次 1~2 粒,每日 2 次。① 忌食辛辣食物,戒烟酒。② 肾功能不全者慎用。

3. 麻仁丸(OTC)

【功能与主治】润肠通便。用于治疗热结便秘、习惯便秘等。

【用法及注意】口服,每次9g,每日1～2次。① 忌食辛辣食物,戒烟酒;② 孕妇忌服;③ 年老体弱不宜久服。

4. 番泻叶或肠清茶

【功能与主治】泻热行滞,通便,利水。用于热结积滞、便秘腹痛、水肿胀满。

【用法及注意】可任选一样泡茶饮用。便秘缓解后或出现稀便停用。

(十四) 治疗肿瘤类药

1. 康力欣胶囊(处方药)

【功能与主治】扶正固本,软坚散结。用于治疗肺、乳房、消化道肿瘤。

【用法及注意】口服,每次2～3粒,每日3次。① 忌辛辣食物,戒烟酒;② 孕妇忌服。

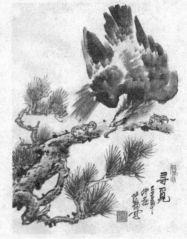

2. 槐耳颗粒(处方药)

【功能与主治】扶正固本,活血消瘀。用于治疗原发性肝癌不宜手术和化疗的辅助治疗。

【用法及注意】口服,每次1袋(20g),每日3次,1个月为一疗程。① 忌食辛辣食物,戒烟酒;② 孕妇忌服。

3. 得力生注射液(处方药)

【功能与主治】扶正固本,消症散结。用于治疗中晚期肝癌引起的疼痛不止、食欲减退、软弱无力等。

【用法及注意】静脉滴注,成人按 1.5 ml/kg 剂量加入 5% 葡萄糖注射液 500 ml 中,首次静滴每分钟不超过 15 滴,如无不良反应,半小时后可按每分钟 30～60 滴的速度滴注,每日 1 次。① 忌直接静脉推注,须经稀释后使用;② 不宜与其他药液混合使用。心、肾功能不良及急性泌尿系统感染者禁用。

4. 华蟾素注射液(处方药)

【功能与主治】扶正固本,消症散结,增强免疫。现代用于治疗慢性乙型肝炎、中晚期肝癌及消化道癌症等。

【用法及注意】静脉滴注,成人每次 10～20 ml,每日 1 次。用 5% 的葡萄糖注射液 500 ml 稀释后缓缓注射,用药 7 天,休息 1～2 天,4 周为一疗程,或遵医嘱。① 须经稀释后使用;② 不宜与其他药液混合使用。

(十五) 治疗妇科病类药

1. 妇科千金片(OTC)

【功能与主治】清热除湿,补益气血。现代用于治疗盆腔炎、子宫内膜炎、宫颈炎等。

【用法及注意】口服,每次 2 片,每日 3 次。① 孕妇忌用;② 忌食辛辣食物。

2. 花红片(处方药)

【功能与主治】清热除湿,祛瘀止痛。现代用于治疗月经不调、痛经、附件炎、盆腔炎、子宫内膜炎等。

【用法及注意】口服、每次 4～5 片，每日 3 次，7 天为一疗程。孕妇及月经期妇女忌用。

3. 桂枝茯苓胶囊（处方药）

【功能与主治】活血化瘀，缓消征块。现代用于治疗子宫肌瘤引起的经常流血、月经过多、下腹疼痛等。

【用法及注意】口服，每次 2～3 粒，每日 3 次，3 个月为一疗程。孕妇及月经期妇女忌用。

4. 宫血宁胶囊（处方药）

【功能与主治】凉血，收涩止血。现代用于治疗月经过多、子宫功能性出血、产后出血和宫缩不良出血等。

【用法及注意】口服，每次 1～2 粒，每日 3 次，在月经期或子宫出血期服用或遵医嘱。① 孕妇忌用；② 胃肠道疾病慎用。

5. 乌鸡白凤丸（OTC）

【功能与主治】补气养血，调经止带。用于治疗气血两亏引起的体质瘦弱、腰膝酸软、月经不调、崩漏带下等。

【用法及注意】口服，每次 6 g，每日 2 次。① 孕妇忌用；② 忌食辛辣食物，戒烟酒。

6. 乳安片（处方药）

【功能与主治】软坚散结，活血消痈。用于治疗乳腺囊性增生、慢性乳腺炎等。

【用法及注意】口服，每片 0.3 g，每次 5～8 片，每日 2 次。① 孕妇忌用；② 忌食辛辣、油腻食物。

7. 妇康栓（处方药）

【功能与主治】清热解毒，杀虫，止痒。现代用于滴虫性、真菌性、非特异性阴道炎，宫颈炎，宫颈糜烂等。

【用法及注意】阴道用药，每晚 1 粒。孕妇及月经期忌用。

8. 洁尔阴洗液（OTC）

【功能与主治】清热解毒，除湿，消炎，抑菌，止痒。现代用于滴虫性、真菌性、非特异性阴道炎，宫颈炎，宫颈糜烂等。

【用法及注意】外洗用药，每晚1次，7天为一疗程。① 孕妇及月经期忌用；② 用前应细看说明书。

（十六）治疗眼病类药

1. 杞明胶囊（处方药）

【功能与主治】补肝益肾，活血化瘀。现代用于治疗眼睛酸困、眼眶酸痛等。

【用法及注意】口服，每次2粒，每日3次。忌食辛辣食物，戒烟酒。

2. 清热明目茶（OTC）

【功能与主治】清热祛风，平肝明目。现代用于治疗头痛目眩、目赤模糊等。

【用法及注意】口服，每次1袋（每袋3 g），每日3次。忌食辛辣食物，戒烟酒。

3. 障眼明片（OTC）

【功能与主治】补益肝肾，退翳明目。现代用于治疗初期及中期老年性白内障。

【用法及注意】口服，每次4片，每日3次。忌食辛辣食物，戒烟酒。

4. 杞菊地黄丸（OTC）

【功能与主治】养肝，滋肾，明目。用于治疗目涩畏光、视物模糊、迎风流泪等。

【用法及注意】口服，每次1丸，每日2次。① 忌食辛辣食物，戒烟酒；② 急性结膜炎者禁用。

5. 珍珠明目滴眼液(OTC)

【功能与主治】清热去火,养肝明目。用于治疗视力疲劳、慢性结膜炎。经常使用可保护视力。

【用法及注意】滴入眼睑内,每次 1~2 滴,每日 3~5 次。忌食辛辣食物。

(十七) 治疗鼻炎类药

1. 辛夷鼻炎丸(OTC)

【功能与主治】清热祛风,消炎解毒。现代用于治疗慢性鼻窦炎,过敏性鼻炎引起的感冒流涕、神经性头痛等。

【用法及注意】口服,每次 3 g,每日 3 次。服药期间忌食辛辣食物。

2. 防芷鼻炎片(处方药)

【功能与主治】清热消炎,祛风通窍。现代用于治疗慢性鼻窦炎,过敏性鼻炎引起的鼻塞、头痛等。

【用法及注意】口服,每次 2~4 片,每日 3 次。胃溃疡患者慎用。

3. 霍胆丸(OTC)

【功能与主治】清热化浊,祛风通窍。现代用于湿热内蕴、胆经郁火所致的鼻塞、流清涕或浊涕、前额头痛。

【用法及注意】口服,每次 3~6 g,每日 2 次。服药期间忌食辛辣食物。

(十八) 治疗咽喉类药

1. 穿心莲胶囊(OTC)

【功能与主治】清热解毒。用于咽喉肿痛、口舌炎症等。

【用法及注意】口服,每次 2 粒,每日 3 次。服药期间忌食辛辣食物。

 ## 穿心莲临床应用

穿心莲主要成分是穿心莲加辅料,临床应用较为广泛。

1)感冒、呼吸道感染、急慢性支气管炎。

2)病毒性肺炎、肺结核的辅助治疗。

3)慢性胃肠炎、痢疾、慢性胆囊炎、口腔炎、牙龈炎、慢性咽炎等。

4)慢性肾小球肾炎、肾盂肾炎、泌尿道感染等。

5)慢性附件炎、子宫内膜炎、宫颈炎。

6)皮肤结疖、湿疹、毛囊炎、皮肤瘙痒的辅助治疗等。

2. 肿痛安胶囊(处方药)

【功能与主治】清热解毒,祛风散结,消肿止痛。现代用于治疗咽炎、咽喉肿痛、扁桃体炎、牙周肿痛、口腔溃疡、腮腺炎、跌打损伤、皮肤湿疹等。

【用法及注意】口服,每次 2 粒,每日 3 次,小儿酌减。亦可外敷用。孕妇忌用。

3. 六神丸(处方药)

【功能与主治】清凉解毒,消肿止痛。现代用于治疗咽炎、咽喉肿痛、扁桃体炎、带状疱疹、皮肤疖痈等。

【用法及注意】口服,成人每次 10 粒,1 日 3 次。亦可外敷用。① 孕妇忌服。② 服药期间忌食辛辣食物。

4. 黄氏响声丸(OTC)

【功能与主治】清热祛风,化痰散结,利咽开音。现代用于治疗急慢性咽炎、声带炎、咽喉肿痛、声音嘶哑等。

【用法及注意】口服,糖衣丸每次 20 丸,每日 3 次。① 胃痛腹泻者慎用;② 服药期间忌食辛辣食物。

5. 复方草珊瑚含片(OTC)

【功能与主治】清热利咽,消肿止痛。用于治疗急、慢性咽炎,咽喉肿痛,声音嘶哑等。

【用法及注意】含服,每隔 2 小时 1 次,每日 5～6 次。① 胃痛腹泻者慎用;② 服药期间忌食辛辣食物。

(十九) 治疗皮肤病药

1. 皮肤病血毒丸(处方药)

【功能与主治】清热解毒,抗菌止痒。现代用于治疗湿疹、荨麻疹、银屑病、皮肤真菌病(如手足癣、体癣)、接触性皮炎、过敏性皮炎、毛囊炎等。

【用法及注意】口服,每次 20 粒,每日 2 次。① 胃痛腹泻者慎用;② 服药期间忌食辛辣食物。

2. 十八味党参丸(处方药)

【功能与主治】清热解毒,祛风活血,止痒。现代用于治疗湿疹、荨麻疹、银屑病、皮肤真菌病,如手足癣体癣、接触性皮炎、过敏性皮炎、神经性皮炎、异位性皮炎、毛囊炎、丹毒、扁平疣等。

【用法及注意】口服,每次 3 丸,每丸 0.25 g,每日 3 次。服药期间忌食辛辣食物,戒烟酒。

3. 湿润烧伤膏(处方药)

【功能与主治】清热解毒,止痛生肌。用于各种烧伤、烫伤、灼伤。

【用法及注意】外用敷搽患处。外用,涂于烧、烫、灼伤等创面(厚度薄于 1 mm),每 4～6 小时更换新药。换药前,须将残留在创面上的药物及液化物拭去,暴露创面用药。

4. 如意金黄散(OTC)

【功能与主治】清热解毒,消肿止痛。用于疖、痈、丹毒等引起红、肿、热、痛。

【用法及注意】外用敷患处。为外用药,不可内服。

(二十) 小儿用药

1. 保儿安颗粒(OTC)

【功能与主治】健脾消食,利湿止泻,清热解毒,驱虫治积。用于治疗食滞、虫积、腹痛腹胀、异食和磨牙咬指等。

【用法及注意】按年龄计算,1 岁小儿每次 2.5 g,2～3 岁每次 5 g,4 岁以上每次 10 g,每日 2 次。腹泻儿禁用。

2. 小儿感冒颗粒(OTC)

【功能与主治】疏风解表,清热解毒。用于治疗感冒引起的发热、头痛、鼻塞、咽痛等症状。

【用法及注意】按年龄计算,见说明书。忌食辛辣、油腻食物。

3. 小儿咳喘灵口服液(OTC)

【功能与主治】清肺解毒,止咳定喘。用于治疗小儿呼吸道感染、支气管炎引起的发热、头痛、咳嗽、哮喘等症状。

【用法及注意】按年龄计算,见说明书。有腹泻慎用。

4. 止泻保童颗粒(处方药)

【功能与主治】消食化积,健脾养胃。用于小儿消化不良、呕吐、腹泻等症状。

【用法及注意】开水冲服,每次 2.5 g(1 袋),每日 2 次,周岁内小儿酌减。忌食糖类食物。

5. 儿康宁糖浆(OTC)

【功能与主治】益气健脾,和中开胃。用于小儿消化不良、食欲不佳、身体瘦弱、抵抗力较差等症状。

【用法及注意】按年龄计算,见说明书。忌食辛辣食物。

(二十一) 治疗其他类药

1. 养血生发胶囊(OTC)

【功能与主治】养血补肾,祛风生发。用于脂溢性脱发,病后、产后脱发,斑秃,全秃等。

【用法及注意】口服,每次 4 粒,每日 2 次。忌食不易消化食物,戒烟酒。

2. 丁细牙痛胶囊(处方药)

【功能与主治】清热解毒,祛风止痛。用于厌氧菌引起牙周炎、牙龈炎、口腔炎等。

【用法及注意】口服,每次 4 粒,每日 3 次。① 戒烟酒;② 胃溃疡患者慎用。

3. 甲亢灵片(处方药)

【功能与主治】平肝潜阳,软坚散结。现代用于治疗甲状腺功能亢进引起的心悸、多汗、烦躁易怒、咽干、手抖、肢体震颤等症状。

【用法及注意】口服,每次 4～6 片,每日 3 次。戒烟酒,腹胀少食者慎用。

4. 耳聋左慈丸(OTC)

【功能与主治】滋肾平肝。用于治疗耳聋耳鸣、头痛目眩,甲状腺功能亢进引起的心悸多汗、烦躁易怒等症状。

【用法及注意】口服，每次 1 丸，每日 2 次。① 突发性耳聋和外耳道病变引起的耳聋不宜应用；② 忌食辛辣刺激性食物，戒烟酒。

5. 化痔栓(OTC)

【功能与主治】止血止痛，解毒、消炎、收敛。用于治疗内外痔、混合痔。

【用法及注意】外用，肛门直肠给药。每次 1 粒，每日 2 次。孕妇及过敏体，局部黏膜破溃者慎用。

注 以上所说的服药剂量只能参考，因各医药厂家所生产的剂型、单位、包装不同，故应以说明书为依据，并遵从医生的建议。

后　记

黄牛遥看夕阳晚，不用扬鞭自奋蹄。本人拟在有生之年，根据自己的工作、学习和临床实践体会尽快撰写三部拙作。第一本也就是这本，内容包括人生、寿命、生活、卫生、预防、保健、养生以及单方、验方和常用中成药。本书在草本时曾请杨仁家、尹超、余江、夏季、王永广、齐庆康、汪泽芳、罗志斌、权贵良、张本刚等老师和领导提指

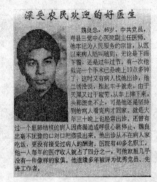

深受农民欢迎的好医生

魏良忠，46岁，中共党员，寿县三觉中心医院副主任医师，他牢记为人民服务的宗旨，从医以来病人随叫随到，无论是下雨下雪，还是过年过节，有一次他忍住冷一个手不已是晚上10点多钟了，这时又有病人找他出诊，他二话没说，带上干粮就走，由于天黑又过于疲劳，从车上摔下来，头部流血不止，可是他还是坚持给到病人看完病才回家。就是大年三十晚上也起带出诊，还曾有过一个患肺结核的病人因痰涸过成呼吸心跳停止，魏良忠不犹豫的口对口把痰吸出来，他出诊从不在病人家吃饭，更没有接受过病人的酬谢，因现有40多名职工，他一人与年的医疗收入就占了四分之一，可他家里几乎没有一件像样的家具，他连续多年被评为优秀党员、先进工作者。

（摘自 1995 年 1 月 25 日安徽日报）

导性建议，得到六安市卫生局、寿县宣传部、寿县总工会、寿县卫生局、三觉镇镇政府、三觉中心卫生院、瓦房卫生院的支持。感谢郝世英、魏治理、蒋梦云、徐纯珍、徐平、王好昌、催业章、王世宽、王琰、薛典春、杨士宏、朱泽文、李功林、李华、黎克政、边真平、徐永成、段昌富、刘义华等亲友的鼓励和帮助。第二本，《常用中草药的识别及常用中成药应用》，包括老药新用等内容。因西药根据过去经验不断推陈出新，日新月

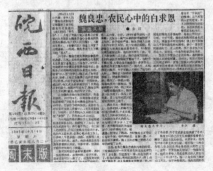

（摘自 1996 年 10 月 14 日皖西日报）

证 书

授予 魏良忠 同志

全国卫生系统先进工作者称号。

异,将来怎样更新发展难以预料。中草药历史悠久,是个天然宝库,取之不尽,用之不竭,而且形态上永远不会改变。大部分中草药邻近人们的生活,对人体毒副作用较小,也有人称它为时尚绿色药品,很有应用价值和发展前途。第三本,还准备将个人在40余年医疗工作学习和临床实践等方面所走过的路(包括困难、挫折、坎坷、平坦、顺利、晓辛、正确的、失误的经验和教训)写上一本自传,供后人借鉴。欢迎读者评论指正,提出宝贵意见。

著　者

2012 年 10 月

参 考 文 献

[1] 李先成,刘正荣. 养生宝典[M]. 成都：四川科学技术出版社,2000.

[2] 许宜进. 养生歌诀[M]. 北京：人民军医出版社,2010.

[3] 张彬,等. 临床常用中成药速查[M]. 北京：北京科学技术出版社,2010.